YAOWU DONGLIXUE YU YAOWU JIANYAN

药物动力学与药物检验

刘玉芹　张海波　高寿婉◎著

世界图书出版公司

广州·上海·西安·北京

图书在版编目（CIP）数据

药物动力学与药物检验/刘玉芹，张海波，高寿婉
著. -- 广州:世界图书出版广东有限公司，2019.8
ISBN 978-7-5192-6470-3

Ⅰ．①药… Ⅱ．①刘… ②张… ③高… Ⅲ．①药物代
谢动力学②药品检定 Ⅳ．①R969.1②R927.1

中国版本图书馆CIP数据核字（2019）第164231号

书　　　名	药物动力学与药物检验
	YAOWU DONGLIXUE YU YAOWU JIANYAN
著　　　者	刘玉芹　张海波　高寿婉
责 任 编 辑	张柏登　曹桔方
装 帧 设 计	李　明
责 任 技 编	刘上锦
出 版 发 行	世界图书出版广东有限公司
地　　　址	广州市新港西路大江冲25号
邮　　　编	510300
电　　　话	020-84451969　84453623　84184026　84459579
网　　　址	http://www.gdst.com.cn
邮　　　箱	wpc_gdst@163.com
经　　　销	各地新华书店
印　　　刷	广州市迪桦彩印有限公司
开　　　本	787mm×1092 mm　1/16
印　　　张	7.25
字　　　数	138千字
版　　　次	2019年8月第1版　2019年8月第1次印刷
国 际 书 号	ISBN 978-7-5192-6470-3
定　　　价	29.80元

前　言

　　近年来，国内外医药事业飞速发展，新产品、新剂型不断出现，大量新药在临床应用。为了充分发挥药物作用和合理使用药品，防止药源性疾病的发生，提高医务人员的药物知识，特编写本书。

　　本书主要对药学、药理学的基本理论和临床合理用药进行了较为详细的论述，包括药物动力学、治疗药物监测、药品检验基础、药品质量标准。本书具有理论的指导性和适用的广泛性，对临床药师、临床医师、医药院校教师和广大中高级医药卫生人员来说，是一本很好的参考书，对进一步推动我国临床药学的发展具有重要的促进作用。

　　由于我们的知识水平有限，书中失误与不足之处在所难免，恳望读者批评指正。特别需要提醒的是，广大读者在用药前务必仔细阅读药品说明书，若发现本书内容与说明书有异的，请以药品说明书为准。

目　录

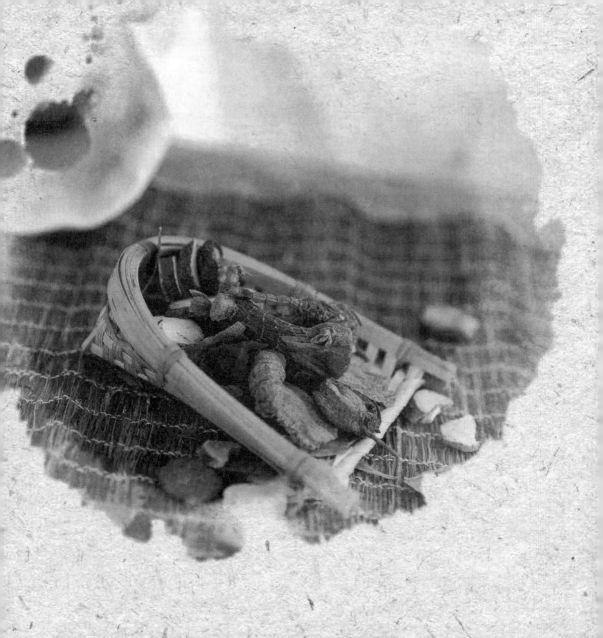

第一章　绪论

第一节　临床药学产生的背景

一、人类的健康需求

人类对健康的需求是临床药学产生的根本原因。

健康是指一个人在身体、精神和社会等方面都处于良好的状态。在这种状态下人体查不出任何疾病，其各种生物参数都稳定地处在正常变异范围以内，对外部环境（自然的和社会的）日常范围内的变化有良好的适应能力。健康的人，表明其生理、心理和社会适应性三个最重要的方面处于生命存在的最佳状态。健康是人与自然、社会最和谐的相处。

疾病是在一定病因的损害性作用下，机体自稳调节紊乱而发生的异常生命活动过程，是人健康状态的偏离。在此过程中，机体对病因及其损伤产生抗损伤反应；组织、细胞发生功能、代谢和形态结构的异常变化；患者出现各种症状、体征及社会行为的异常，对外部环境（同样包含自然的和社会的）的适应能力降低和劳动能力减弱，甚至丧失。疾病是健康的对立面，疾病患者在生理、心理和社会适应性等方面处于生命存在的不良状态，是人与自然、社会不和谐的相处。

以心脑血管疾病、恶性肿瘤、糖尿病、慢性呼吸系统疾病为代表的慢性病是迄今威胁人类健康的最主要疾病，也成为世界上主要的公共卫生问题。2008年全球有5700万人死于慢性病，占所有死亡人数的63％，预计到2030年将上升到75％，全球约1/4的慢性病相关死亡发生于60岁以下的劳动力人群。我国因慢性病死亡的人数已经占到我国居民总死亡人数的85％，45％的慢性病患者死于70岁前，全国因慢性病过早死亡的人数占过早死亡总人数的75％，慢性病造成的疾病负担占我国总疾病负担的70％。《中国心血管病报告2011》披露，我国心血管病患者约为2.3亿，每10个成年人中就有2人患心血管病，我国每年约有350万人死于心血管病，每天因心血管病死亡9590人，估计每10 s就有1人因心血管病而死亡。2012年年底全国肿瘤登记中心发布的《2012中国肿瘤登记年报》显示，我国每年新发肿瘤病例约为312万例，全国平均每天8550人，每分钟有6人被诊断为癌症。2013年9月，我国的一个研究团队在*JAMA（The Journal of the American Medical Associan）*上发表研究论文称，中国已成为糖尿病患者大国，成人糖尿病患者数量估计超过1亿，可能已达"警戒级别"，专家认为，糖尿病患者不断增多，将对中国社会与公共卫生构成挑战。

疾病成为人类生命与健康的最可怕威胁，也是人类社会发展的巨大障碍。

健康是人的基本权利，是生活质量保障的基础，是人生最宝贵的财富之一。健康不仅是个人的追求，也成为社会的奋斗目标。疾病是人类面临的重大挑战，在人类发展的历史长河中，保护人类健康、消除疾病成为永恒的话题。疾病的治疗有众多的方法，而药物治疗是其中最重要、最常用的方法之一。人类对健康的需求，导致了对高质量、高效率的药品保障的需求，也导致了对高质量、高效率的药学服务的需求。以药品保障与药学服务促进人类健康与社会和谐发展已成为药学学科在新时代的社会任务，也催生和促进了临床药学的产生与发展。

二、药品应用面临严峻的问题

人类面临的严峻用药问题是临床药学产生的重要动因之一。

严峻的用药问题来源于威胁人类的疾病谱不断发生变化，以及药品与药物信息的快速增加。这使药物临床应用愈来愈复杂，对药物临床应用技术提出了更大挑战。

疾病谱的改变对药物治疗提出了更高的要求，使药物治疗面临新的困难。20世纪初，威胁人类健康的主要疾病是急性和慢性传染病、营养不良性疾病，以及寄生虫病等。而今，以心脑血管疾病、恶性肿瘤、糖尿病、慢性呼吸系统疾病为代表的慢性病是威胁人类健康的最主要疾病，也成为世界上主要的公共卫生问题。慢性病是一种长期存在的疾病状态，表现为逐渐的或进行性的器官功能降低，治疗效果不显著，有些慢性病几乎不能治愈。对个人而言，慢性病主要造成脑、心、肾等重要脏器的损害，易造成伤残，影响劳动能力和生活质量，且医疗费用极其昂贵，增加家庭的经济负担。对社会而言，慢性病则阻碍经济增长，增加社会负担，降低国家发展的潜力。慢性病通常是终身性疾病，具有患者数多、医疗成本高、患病时间长、服务内容更加依赖于合理用药等特点。在疾病的药物治疗中，药物的长期暴露、多药联用等特点，使药品安全问题愈加严峻，加大了药品应用的技术难度。针对慢性病的特殊性，医疗保健体系正在从治疗疾病的急性发作转向预防控制，预防与治疗的逐渐融合使得药物治疗手段变得更加复杂。

近三十年来，随着科学技术的进步，药品研究与开发能力得到长足发展，药品的品种和数量均以惊人的速度增加，与新药品种增加同步，药学研究文献浩如烟海。临床药物治疗面临的药品选择越发丰富并且困难。

面对复杂的疾病及高难度的药物治疗，药品应用的安全性问题日渐严峻。药源性疾病的死亡人数是主要传染病死亡人数的10倍，且有逐年增长的趋势。

种种情况表明，药品应用面临严峻的问题，合理用药已是当务之急。针对药物应用中出现的各种问题开展研究工作，在医疗机构中构建结构合理的医疗团队以促进药物的合理使用，将药物安全性问题带来的威胁降至最低，已成为社会发展的需求。正是这种社会需求促使临床药学学科与临床药师职业迅速发展起来。临床药师开展药物应用方法研究，参与药物治疗活动，为患者与医疗团队提供专业的药学服务，为促进合理用药，整体地提高医疗技术水平发挥着积极的作用。

三、医院药学工作模式的转变

医院药学工作是医院医疗工作的重要组成部分，是实现合理用药的重要条件。以药物提供为特点的传统医院药学工作模式，曾经为解决缺医少药问题发挥了积极的作用。但是，面对药品应用的新挑战，传统的医疗机构药学工作内容与模式已经不能适应社会发展的要求。现代医学模式和医药科技的发展，以及医疗体制改革和公众健康需求的发展，要求医院药学工作重心从"药"转移到"人"；工作模式从传统的"供应保障为主"向"技术服务为主"转变；医院药学工作者的主要工作内容向临床药学服务转变，由此产生了药学监护工作模式。药学监护是以维护用药者健康、改善其生活质量为目的而提供直接的、负责的、全程的药学服务。因此，以服务于患者为宗旨的临床药学工作内容和药学监护工作模式，促使医院药学工作融入医疗机构的医疗实践主流，成为医院药学的主要发展方向。

医院药学工作由传统的药物供应转变为直接面向患者和医疗团队的药学技术服务，其目的是提供负责的药物治疗，负责的药物治疗是多学科、多方面共同的目标和责任，需要结构合理的医疗团队作为基础。在这样的医疗团队中，临床药师围绕负责的药物治疗开展工作，必须具备正确选择和评价药物治疗方案的能力，拥有拟订药学监护计划并实施的能力，从而体现临床药学工作的高技术性特点；必须与患者、医师、护士及医疗管理人员建立良好的合作关系，具备法律与法规、伦理、心理、哲学及经济学等方面的必要知识和理念，从而表现出临床药学工作的人文科学与社会科学特征。

医院药学工作内容与工作模式的转变促进了临床药学学科的产生和发展。

四、药学学科的自身发展

药学是一个充满生机的学科，在自身的发展与完善过程中，需要吸纳相关学科发展所取得的成果，寻求新的增长点和新的研究内容，从而担负起促进社会发展和科学技术进步的学科责任。

首先，药学作为生命科学的重要组成部分，越来越多地利用生命科学的研究成果，讨论药物与机体的相互关系问题，在药学研究中，也越来越多地选择了生命科学的研究思路、方法与技术。在科学发展的大环境下，更多地关注疾病、关注药物在疾病处置中的作用、作用规律和作用结果，已成为药学学科发展的必然选择。在药学学科发展的现阶段，其与医学，尤其是临床医学的联系越来越密切。临床药学将药学学科的关注点由药品转移到人，将学科视野扩大到药物应用环节与应用结果，为药学学科提供了更加广阔的发展空间。临床药师越来越多地参与药物临床应用工作，加速了临床医学与药学的学科融合，这种融合在药学研究的思路、方法及内容上都将产生出新的学科增长点。

其次，药学是一个综合性的应用技术学科，其职业领域涵盖从药物发现、研究开发、生产、流通、使用、宽量控制与药品管理等不同特点的药学实践环节，可想而知，药品的工业生产与药品的临床使用由同一个专业的人去承担，将面临极大的困难。传统的药学教育定位为学"药"，通过对药品特性的了解，实现对人类健康提供优良药品的目标，以研究型、创新型专业人才培养为主，重视学生在药品研究开发、质量控制、生产流通等环节的能力培养，但对药品应用与应用结果关注不足。临床药学教育则定位为学"用药"，通过对药品与机体、疾病相互关系的了解，实现对人类健康提供优良药学服务的目标，以应用型和技能型专业人才培养为主，强调服务意识与责任意识，突出职业教育的特点。临床药学教育提倡生物—心理—社会模式，既强调良好的科学精神与技能培养，又强调良好的人文素养培养。

再次，在临床药学发展过程中产生和发展起来的临床药物治疗学、临床药理学、临床药动学、生物药剂学、药物经济学、药物流行病学、循证药学等新的学科，一方面，完善了药学学科体系，促进形成更加完整的药学概念；另一方面，这些新学科的研究方法、研究思路与研究结果对药学学科基础理论的完善也将起到积极的推动作用。

第二节　临床药学与临床药师

一、概述

临床药学是以提高临床用药质量为目的，探索药物与机体、疾病的相互关系，研究和实践药物临床合理应用方法的综合性应用技术学科。学科的基本社会任务是提供药学服务，促进合理用药。

临床药师是以系统临床药学专业知识为基础，熟悉药物性能与应用，了解疾病治疗要求和特点，参与药物治疗方案制订、实施与评价的专业技术人员。

临床药学作为医药结合的桥梁，是药学领域中产生的新学科，以探索药物与机体、疾病相互关系作为学科的科学内涵，关注用药者，关心用药方法与用药结果。临床药师是以系统的临床药学知识为背景，以满足人们日益增长的健康需求，适应医疗机构药学工作模式转变而产生的药学新职业。他们参与药物临床应用，关注药物应用结果，提高临床用药水平，从而对药学学科与药学职业进行了新的阐释，在医药学领域发挥着越来越积极的作用。

在临床药学研究领域，以探索药物与机体、疾病相互关系为基础，药物临床应用方法研究为核心的药学新学科正在产生并发展起来，临床药物治疗学、临床药理学、临床药动学、生物药剂学、药物经济学、药物流行病学、循证药学等新学科，促进着临床药学学科体系的完善，推动着药学学科的发展，并以此提高医疗技术的整体水平。

在临床药学的实践领域，医疗机构中的临床药师通过直接参与临床药物治疗，向患者、医师、护士和管理人员提供最新的药物信息和合理用药咨询，提高临床药物治疗水平，减少毒副反应和降低医疗费用支出。临床药师正在成为医疗团队中不可缺少的重要成员，承担着为患者与社会提供药学服务的重要责任，在健康教育、慢性病管理诸多环节发挥专业作用，与临床医师、护理人员等专业技术人员组成现代医疗团队，共同推动着医疗水平发展。

临床药学学科与临床药师职业是社会发展与科学技术进步的必然结果，尽管其发展的过程漫长而艰难，但新学科与新职业显现的蓬勃生机与科学诱惑力是显而易见的。目前，临床药学已成为药学学科最具活力的方向之一，临床药师也正在成长为药学学科发展的中坚力量。

二、临床药学的发展

（一）国外临床药学的发展简况

美国是临床药学的主要发源地，美国药学院校联合会（AACP）在1948年提出以合理用药为核心的临床药学体制和设立临床药师岗位的建议。1957年，美国密歇根大学药学院Donald Francke教授建议，医院药师需要实行6年制药学博士（Pharm.D）培训计划，并强调生物医学的教学内容，临床药学专业就此设立。1990年，美国的Hepler和Strand两位专家提出了药学服务的新模式——药学监护，其核心就是倡导以患者为中心的药学服务模式代替以药物为中心的传统医院药学工作模式，Pharm.D专业教育成了实践以患者为中心的药学服务新模式的必然选择。因此，美国药学教育委员会通过了Pharm.D专业教育实施程序认证标准指南，规定从2000年6月1日起，全面实施Pharm.D教育。经过美国药学教育委员会认证的所有药学院都要在2004年前将传统的4年制药学教育改为6年制的Pharm.D学位教育，并在2005年后停止传统的药学教育，至此，6年制的Pharm.D教育成为美国药学教育的主流。Pharm.D成为美国执业药师的准入学位要求。

美国医院药师协会依据临床药学工作内容的变化，将美国临床药学的发展过程分为三个阶段：第一阶段是20世纪50～80年代，即以医院药学被动服务为主的临床药学阶段，此阶段药师主要在医院里开展工作，通过药物提供与质量控制，确保临床所用药物的质量，药师对患者的药物治疗结果不承担直接责任；第二阶段是20世纪八九十年代，为从临床药学向药学监护的过渡时期，临床药学工作范围逐渐扩大，临床药师参与对患者的具体治疗工作，注重直接对患者提供服务，并开始将目光转向院外患者的药物治疗，如在健康中心开展合理用药工作；第三阶段为药学监护阶段，即20世纪90年代以后，临床药师的职业观念发生了根本改变，以药物为中心的工作模式，转变为了以患者为中心的工作模式，药师的职能进一步扩展。与此同时，美国的临床药师队伍随着该学科的发展而逐渐产生并壮大，成为医疗机构不可缺少的专业技术人员之一，具有法定的职称。

在英国，临床药学的开展与国民医疗保障体制和报销制度结合紧密。英国国家医疗服务体系（NHS）管理着全英国的公立医院。由于英国实行全民享受免费的医疗服务，所以保证患者生命健康安全和充分合理使用NHS预算，是英国公立医院高度重视的问题。而临床药学工作的开展，对提高医疗技术水平、保障药物合理使用、节约医疗卫生资源都具有积极的作用。因此，临床药学在医院的开展受到高度重视。1978年，英国第一个临床药学硕士培训班在Manchester创立。药学本科毕业后继续学习1~2年的课程，学生可获得临床药学研究生文凭。20世纪90年代，英国设立了药学硕士荣誉学位M.Pharm，大学本科直接攻读，学制为4~5年，学生毕业后直接参加皇家药学会的药师资格认证。2005年一份调查显示，NHS管辖的公立医院中，94%的医院提供临床药学服务，对所有的病房进行药师查房的医院占2/3；大多数的医院许可药师对处方中药物的名称、计量、用药途径进行修改而不需事前与处方者联系。

日本在"二战"后各方面的发展几乎与美国亦步亦趋。1962年，日本引入美国药物信息服务的理念，并逐渐意识到药师的真正角色和专业职责。根据日本的医疗保险制度，临床药学服务包括检查药物制度、药物治疗监测、指导患者用药、为住院患者配药等内容。2002年，日本公立、私立药学院协会和日本药学会筹划新的药学教育课程，侧重临床药学，包括实习训练。2004年，日本政府通过立法增加了6年制药学教育模式，开始了药学教育的新纪元。新的药学教育体系分为两个方向：临床药学和药学科研。前4年的课程相同，4年级结束时分流为临床药学和药学科研两个方向。只有选择临床药学的学生在毕业后才可以考取药师执照。二者的主要区别是4年后的实践课程内容，临床药学方向必须完成6个月的临床实习训练，以医疗活动中的药学服务为主，培养临床药物应用的技能，以适应医疗卫生事业发展对药师社会职责提出的新要求。

（二）我国的临床药学发展简况

我国的临床药学学科从20世纪60年代提出到现在，已经走过了50多年的路程。

早在1964年的全国药剂学研究工作经验交流会上，老一代医院药学工作者就提出了在医院开展临床药学工作的建议。在20世纪70年代末至80年代初，一些医院开始开展临床药学工作，药师开始到病房了解药物使用情况，并给予一定的建议。1978年，国内正式提出了以患者为中心、以合理用药为核心的临床药学发展方向。1982年，卫生部（现为国家卫生健康委员会）在《全国医院工作条例》《医院药剂工作条例》中首次列入临床药学的内容。1983年，中国药学会在黄山召开了全国首届临床药学学术研讨会。在20世纪80年代，华西医科大学（后与四川大学合并）、上海医科大学（后与复旦大学合并）、北京医科大学（后与北京大学合并）、南京药学院（现中国药科大学）等医药院校举办了多届临床药学学习班，积极地推动了我国医院临床药学工作的开展。1989年，华西医科大学药学院（现为四川大学华西药学院）开始探索5年制临床药学本科教育。1991年，卫生部在医院分级管理中首次规定三级医院必须开展临床药学工作，并将其作为考核标准之一。

21世纪以来，临床药学学科和临床药师职业进入快速发展阶段。2002年，我国颁布的《医疗机构药事管理暂行规定》中提出"药学部门要建立以病人为中心的药学管理工作模式，开展以合理用药为核心的临床药学工作，参与临床药物诊断、治疗，提供药学技术服务，提高医疗质量"，并明确要求"逐步建立临床药师制"。2004年，四川大学华西药学院设立临床药学研究方向，开始了临床药学专业的硕士与博士学位研究生教育。针对我国严重缺乏临床药师的问题，自2005年年底，卫生部设置了19家医院作为临床药师培训基地，开始了临床药师培训试点工作，截至2014年5月，共设置有153家临床药师培训基地和13家带教师资培训基地，共培训结业2825名临床药师。2006年7月，全国高等医药教材建设研究会与卫生部教材办公室成立了全国高等学校临床药学专业（方向）教材评审委员会，开始了有规划的临床药学教材建设。2010年11月，卫生部启动了临床药学国家临床重点专科建设项目。2012年9月，教育部正式颁布实施的《普通高等学校本科专业目录（2012年）》中，将5年制临床药学专业作为国家特设专业和国家控制布点专业列入，至2014年5月，经教育部备案，招收临床药学专业本科学生的院校达到24所。因此，21世纪初是我国临床药学学科确立和临床药师职业产生的时期。

三、临床药学的学科特色

临床药学是一门以促进合理用药为己任的学科。

合理用药是以安全、有效、经济、适当为指标，适时地对药品信息、疾病信息和患者信息进行综合分析、权衡利弊后，选择和实施的临床药物治疗。

合理用药的概念，伴随着我们对药品特性和对药物治疗特点的认识不断深化而不断完善。由概念可知，合理用药是社会和医疗团队在药物治疗中追求的目标，但无论从临床指标，还是时间与空间上来讲，合理用药都具有相对性。通常，每一次药物治疗决策，都是通过对疾病信息、患者信息与药品信息的收集、评估，结合临床治疗目标，综合分析、权衡利弊而得到。因此，每一次药物治疗都类似于一次科学研究，临床药学实践是技术性显著的创作活动。在针对临床药物应用问题开展研究工作的基础上，通过临床药物应用实践，形成了临床药学学科体系。伴随着临床药学的研究与实践活动，临床药学的学科体系逐渐发展和完善起来。与药学领域中的其他学科比较，临床药学的学科特色可以概括为创新性、综合性、实践性和社会性四个方面。

（一）创新性特色

临床药学将传统药学的关注点从"药"转向"人"，促使药学形成以药品保障与药学服务为中心，达到促进人类健康与社会和谐发展的新目标。这种社会责任的转变和关注点的转变，无疑导致学科内涵、学科思路、学科方法和学科体系的创新。同时，建立在临床药学学科基础上的药学新职业——临床药师，无论从工作职责、工作内容、工作方法上都有别于原有药学职业，是一个创新的职业。临床药学学科发展与临床药师职业发展都呼唤药学教育的改革，人才标准、培养目标、课程设置、课程内容、教学方法等都需要创新。无疑，只有用开拓创新的思维和胆略才能构建好这一创新的学科。

（二）综合性特色

临床药学是药学与医学结合的产物，它还涉及社会学、法学、经济学、心理学、管理学等多个学科，内涵丰富、涉及面广，是一门综合性很强的应用技术学科。同时，学科目的、药物治疗、临床药学实践各方面都决定了临床药学学科的综合性特色。

临床药学学科的目的是促进"合理用药"，实现此目标的途径有两方面：一方面，针对药物临床应用问题开展的临床药学研究；另一方面，参与药物治疗活动，提供药学服务。围绕药物与机体、疾病的相互关系来研究临床药物合理应用方法，所涉及的学科问题非常广泛，需要综合性地采用各种相关学科的方法与技术应用在一项具体的研究工作中，也需要在研究思路、研究方法及研究结果的解释上创造性地运用各种相关学科的成功经验。临床药学需要从相关学科中汲取营养完善自身的理论体系，这一特点决定了临床药学综合性的学科特色。

药物治疗是以实现控制疾病发展、促进身体康复为目的，运用药物对人体或病原体的形态和功能进行干预的过程。

通常，影响药物治疗结果的因素可以概括为机体、药物和药物应用方法三个方面。机体方面的因素有遗传、年龄、性别、精神、心理、生理、疾病类型与疾病状态等。药物方面的因素包括药品结构表现出的所有性质与制剂特点，主要涉及构效关系与构动关系。药品应用方法主要包括给药途径、给药剂量、给药时机、给药频率、疗程及联合用药等。这些因素不仅可使药物效应在强弱与持续时间上存在差异，有时也可表现为质的不同。在临床药物应用过程中，面对不同的个体、不同的疾病、不同的疾病分型和病程、不同的病因，每一项药物治疗决策都各具特点，加之上述内容对同一患者而言，在不同时间都发生着变化，使治疗决策更加困难。参与药物治疗、提供药学服务，临床药学学科需要构建临床药学思维所需的理论体系与知识系统，让临床药学工作者具有临床药学思维能力。临床药学思维是指通过收集和评价药物、疾病、患者信息，综合分析三者关系对治疗结果的影响，从而不断优化药物治疗方案与药学监护计划的决策思维过程。临床药学要达到促进合理用药的目的，必须充分应用药学与临床医学的研究方法和研究成果，充分掌握与药物治疗相关的药品信息、患者信息、疾病信息的完整内容；在实践中不仅应该具有药品信息、患者信息、疾病信息的收集与评价能力，而且还应该具备将这些纷繁复杂的信息进行综合分析、判断，形成药物治疗决策和药学监护计划的能力，因此，其综合性特点是十分显著的。

此外，药物治疗是一个动态的发展过程，包括设计、执行、监测、评价并修改（完善）患者药物治疗方案，如此循环往复。任何一个步骤都是收集、解释和应用药物、机体、疾病的适时信息做出正确判断的过程。此判断过程是药学理论与临床医学理论综合应用的过程。

临床药学以提高临床用药质量为目的，而药物治疗水平的提高是多学科、多方面共同的目标和责任。临床药学实践是直接面向患者与医疗团队的药学技术服务。作为现代医疗团队中的成员之一，临床药师需要与医师、护士等医疗保健专家建立良好的关系，同时积极地通过健康教育的方式提高患者对疾病和药物的认知，提高患者的依从性，进而促进合理用药。这都要求临床药师具备丰富的社会学理论知识和交流沟通技能，涉及内容包括法律与法规、伦理、心理、管理学及经济学等。可见，临床药学的实践需要综合技能。

（三）实践性特色

临床药学的实践性是由学科目的决定的，促进合理用药的过程必然是在临床药物应用、实践中，目的是否达到也必然是通过关注临床药物应用结果来进行评价。

临床药学的学科价值是临床药师通过临床实践而展现出来的。临床药师的临床实践内容构成了临床药学的核心部分，离开了临床药师的临床实践，临床药学学科就失去了存在与发展的基础。因此，相对于药学领域的其他学科而言，临床药学是一门临床实践性很强的应用技术学科，掌握丰富临床药学知识的临床药师直接面向患者，活跃在药物治疗的第一线，在疾病的药物治疗过程中发挥着关键而不可替代的作用。

在临床药物应用中发现科学问题并针对发现的科学问题进行研究，是临床药学研究工作的特点。由此可以知道，没有临床实践，就没有临床药学的研究。临床药学通过临床实践开展科学研究，通过临床实践来实现学科的目的，在临床实践中体现学科的价值。因此，临床药学学科的重要特点之一是实践性。

（四）社会性特色

临床药学的产生和发展，体现了丰富的人性关怀，学科的内涵也具有丰富的人文思想。

临床药学关注的对象是同时具有自然属性和社会属性的人。无论是临床药学研究还是实践，都体现出与社会的紧密联系，社会因素影响临床药学学科发展和临床药学实践。

伴随社会、科学、文化与经济的发展，医学模式经历了神灵主义模式、自然哲学医学模式、生物医学模式和生物—心理—社会模式等不同阶段。心理、社会因素对人类健康的影响日益受到重视，人们对健康标准和医疗服务要求不断提高，促使临床医学服务模式从传统的"一个医师、一个患者、开一个处方、做一个手术"的单纯治疗型向群体、保健、预防主动参与模式转变。医疗服务从以疾病为主导向以健康为主导转变；从以单个患者为中心向以各种群体乃至全体人群为中心转变；从以医院为基础向以社会为基础转变；从以诊断治疗为重点向以预防保健为重点转变；从单纯依靠医学科技和医疗卫生部门自身向依靠众多学科和全社会参与转变；从以疾病防治与身心健康为目标向以身心健全及其与环境和谐统一为目标转变。临床药学作为医疗服务中的重要学科之一，其研究工作与临床实践已不仅仅是以人的生物属性为基础，更重要的是考虑人的社会性，关注心理、环境、社会等因素对药物应用结果的影响。

医疗服务是一个多部门协作、紧密衔接、共同以患者的健康为主导进行的工作。同时，提供优质的临床药学服务，要求临床药师具有高尚的职业道德，而具有丰富的人性关怀与人文素养是高尚的职业道德的重要内涵。

此外，临床药学研究，不论是药物的临床评价，还是药物应用方法，都涉及法律与法规、伦理、心理、管理学及经济学等。因此，临床药学学科具备鲜明的社会性。

四、临床药师的职业特征

临床药学学科产生的背景、临床药学学科的特征以及临床药师的工作任务决定了临床药师的如下职业特征。

（一）临床药师的专业特征

《医疗机构药事管理规定》中指出："药学部门具体负责药品管理、药学专业技术服务和药事管理工作，开展以病人为中心，以合理用药为核心的临床药学工作，组织药师参与临床药物治疗，提供药学专业技术服务。"其中，提出医疗机构药师工作职责包括：

（1）负责药品采购供应、处方或者用药医嘱审核、药品调剂、静脉用药集中调配和医院制剂配制，指导病房（区）护士请领、使用与药品管理。

（2）参与临床药物治疗，进行个体化药物治疗方案的设计与实施，开展药学查房，为患者提供药学专业技术服务。

（3）参加查房、会诊、病例讨论和疑难、危重患者的医疗救治，协同医师做好药物使用遴选，对临床药物治疗提出意见或调整建议，与医师共同对药物治疗负责。

（4）开展抗菌药物临床应用监测，实施处方点评与超常预警，促进药物合理使用。

（5）开展药品质量监测，药品严重不良反应和药品损害的收集、整理、报告等工作。

（6）掌握与临床用药相关的药物信息，提供用药信息与药学咨询服务，向公众宣传合理用药知识。

（7）结合临床药物治疗实践，进行药学临床应用研究，开展药物利用评价和药物临床应用研究，参与新药临床试验和新药上市后安全性与有效性监测。

（8）其他与医院药学相关的专业技术工作。

可见，在药品供应保障的基础上，药品应用的技术服务与管理已成为如今医疗机构药师的主要职责。

从目前我国的临床药师转岗培训内容与结业考核内容可知，作为医疗机构药师中的一员，临床药师的职责可以大体上归纳为：

（1）参与临床药物治疗，参与药物治疗方案的设计、评价与实施。

（2）对特殊的生理、病理患者开展药学查房，实施药学监护。

（3）参加查房、会诊、病例讨论和疑难、危重患者的医疗救治。

（4）参与医疗机构药品应用管理。

（5）开展合理用药宣传与患者用药指导。

（6）承担临床药学教学和实习带教等工作。

（7）结合临床药物治疗实践，开展临床药学研究。

（8）承担其他与临床药师相关的药学技术工作。

针对患者适时状况，充分考虑其个体特征拟定和实施的药物治疗被称为个体化用药，而拥有临床药学思维能力，利用TDM（therapeutic drug monitoring）及基因检测技术实现个体化用药则成为临床药师最突出的专业特征。

临床药师的核心任务是提供负责的药物治疗，改善患者生活质量，包括治愈疾病、消除或减轻症状、阻止或延缓疾病进程、防止疾病或症状发生。临床药师的工作内容、工作方式和专业特长有助于其与医、药、护之间的密切合作。同时，在平等、关怀和信任基础上与患者建立起的开放式沟通关系，使临床药师成为现代医疗团队中的重要成员。

（二）临床药师的服务特征

临床药学这一新兴学科把传统的药学工作重点由"药"转向"人"。药学服务成为贯穿临床药学工作的主要特征。临床药师的工作对象是人，工作内容是将高度综合的临床药学知识直接服务于个体或群体，以达到促进合理用药、促进人类健康的目标。

1．服务于用药者

在2011年我国开始施行的《医疗机构药事管理规定》中，明确了"医疗机构药事管理，是指医疗机构以病人为中心，以临床药学为基础，对临床用药全过程进行有效的组织实施与管理，促进临床科学、合理用药的药学技术服务和相关的药品管理工作"。要求"医疗机构应当配备临床药师。临床药师应当全职参与临床药物治疗工作，对患者进行用药教育，指导患者安全用药"。药学部门"开展以病人为中心，以合理用药为核心的临床药学工作，组织药师参与临床药物治疗，提供药学专业技术服务"。此外，面对慢性病对人类健康的影响，药学服务不仅局限在医院的各个科室，还应该拓展到养老院、社区医疗、家庭病床等社会保健机构。

不论是在医疗机构还是在社区药房中的临床药师，所开展的临床药学工作主要是直接对用药者提供服务。药学服务内容包括：

（1）通过交流获取患者的疾病情况、过敏史、用药史及当前用药信息，了解患者用药的依从性。

（2）为患者设计合理的给药方案，提醒患者用药的注意事项，告知可能发生的药物不良反应以及预防、避免药物不良反应发生的措施，告知预期的治疗效果，以提高患者用药的依从性。

（3）提供药学监护，随访药物应用结果，尤其是不良反应的发生情况，对药物治疗做出综合评价，及时调整给药方案，及时纠正药物不良反应。

（4）对自我药疗的患者进行药学教育，开展非处方药的推介及宣传工作。

（5）解答用药者提出的有关药物应用相关的问题。

2．服务于现代医疗团队

随着临床药学学科的发展，医疗机构的临床药师不仅通过实验室和药学情报资料室的工作为临床服务，而且更多是通过直接参与临床药物应用，在查房、会诊、疑难病例讨论和治疗药物监测工作中为临床提供药学服务。在医师、药师、护士组成的现代医疗团队中，临床药师提供的主要服务包括：

（1）综合分析药品、患者及疾病信息，为优化给药方案出谋划策。

（2）选择并实施适宜用药方法以促进合理用药目标的实现。

（3）发现、解决、预防潜在的或实际存在的用药问题。

（4）为医疗团队解答药物治疗中的问题。

（5）检索收集药学信息，提供最新的药学情报。

在医疗团队为患者提供服务的同时，医、药、护的相互交流与沟通也促进了学科融合，为临床药学围绕临床工作开展科学研究，用研究结果服务于医、药、护的医疗团队创造了条件。

3. 服务于社会

临床药学学科与临床药师职业是为满足日益增长的人类健康需求而产生和发展起来的，通过各种途径为社会提供健康相关的药品应用知识，是临床药师的基本任务之一。

临床药师通过在临床药物治疗学、临床药理学、临床药动学、生物药剂学、药物流行病学、药物经济学、循证药学和药物临床评价等方面的研究工作，为新药开发研究、基本药物目录制定、医疗保险用药目录制定、临床治疗指南制定及卫生政策的决策等方面提供重要的科学依据，并通过在卫生政策、医疗保险政策、药品政策及药物开发与应用等方面的影响，服务于社会。

（三）临床药师的社会心理特征

由于临床药师承担的社会角色不同，服务的社会群体不同，产生了相应的社会心理特征。

医疗机构和社会药房中的临床药师基本社会角色是相近的，都关注药物应用的全过程，关注患者的用药结果，都有直接服务于患者的责任，但二者执业的社会心理又各有侧重。相同的是，二者都要掌握将临床药学知识用易于患者理解的语言进行表述，增强与患者交流沟通的能力，关心患者疾病状况与心理活动，尊重和保护在职业活动中所获得信息的机密性，获得患者的信任，以便顺利开展药学服务。

临床药师应有效地关注用药者在用药过程中和用药结束时的状况，及时获取患者反馈的信息；对重点患者实施药学监护，针对已经出现或可能出现的用药问题提出可行的解决方法，及时化解可以避免的药患纠纷。同时，医疗机构中的临床药师还应注重在医疗团队中所起的作用，要恰当地处理与医学、护理及相关专业人员的关系，营造专业互补互利的协作氛围，使临床药学知识得以在医疗团队中充分发挥作用。社会药房中的临床药师则更侧重于药物咨询、非处方（OTC）药物推介、药物相互作用及药物不良反应等方面的药学服务。

正确理解临床药师服务于患者的服务特征，有助于培养临床药师的服务意识和理念，使其具备以人为本、高度人文关怀的社会心理。在临床药学服务中，临床药师需要维护患者的生命权、隐私权，尊重患者的知情权和选择权，规范执业行为。

当临床药学专业人士参与卫生部门、医疗保险部门、药品监管部门等国家管理机构的药物相关政策决策时，服务对象是社会群体，应本着全社会的立场进行科学的方案设计与研究，获得公正、科学、客观、真实的结果，以便于决策者的决策把握，促进有限的卫生资源合理分配。

药物研发机构、合同研究组织及药品流通领域中的临床药学专业人员，其工作重心应着眼于新药的市场调研、新药研究开发、临床研究、注册申报、药物经济学评价、市场推广及药物上市后的再评价等。由于其所处的立场不同，表现出不同的社会心理特征，有的偏重科学、客观、真实地调查了解市场需求、进行市场预测及开展药物经济学评价；有的偏重科学、伦理、规范、经济、如期地完成新药临床研究及申报工作；也有的偏重医师用药的心理与习惯，熟悉药品推介宣传的多种形式，通过新药的发布、推介、学术推广和宣传为临床提供新药信息。

临床药学专业人员的各种社会心理特征是与其所承担的不同职业相联系的，因此，也应该在变换社会角色时及时地转变执业心理，以适应社会的需求。

第三节　临床药学与相关学科的关系

临床药学是药学与医学结合的产物，还涉及社会学、法学、经济学、心理学和管理学等多个学科，内涵丰富、涉及面广，是一门综合性很强的应用技术学科。临床药学与临床医学、药学有着密不可分的紧密联系，但各自的侧重点不同。临床医学的侧重点是对疾病的了解，药学的侧重点是对药物的了解，而临床药学则是以药品、疾病、患者间关系的探索，研究和实施药物治疗方法的新学科。临床药学以系统的药学知识直接服务于临床，以药物为武器解决临床问题，因此，临床药学是沟通药学与临床医学两大学科的桥梁。

一、临床药学与药学学科

如前所述，临床药学的产生和发展，得益于药学学科的自身完善。而临床药学的产生和发展又完善了药学学科体系，扩大了药学学科的视野，拓展了学科研究范畴，从而影响着药学学科发展思路与研究思路，促进了药学学科的整体发展。

临床药学充分展示了药学学科的人性关怀。临床药学重点关注药物临床合理应用，以提高药物临床治疗水平为学科宗旨，因此，它首先改变了以药为本的传统药学观念，侧重于以人为本，倡导与临床医学、临床护理学等学科一样承担着为患者健康服务的责任。其次，由于对药物应用结果的关注，导致了临床药学的研究内容、研究思路及研究方法都发生了改变，更多地运用生物学、临床医学和社会学方法从微观到宏观进行药物与机体相互关系的探索，以解决临床药物应用问题。再次，临床药学的产生和发展，使药学有了新时代的完整表达，即是探索药物与人体、健康、疾病相互关系，围绕药物的发现、开发、生产、流通、使用与管理进行研究与实践的科学；也使药学学科的社会任务有了新时代的完整表达，即以药品保障与药学服务来促进人类健康与社会和谐发展。

临床药学的产生与发展促进了药学教育改革，导致药学教育在人才标准、培养目标、课程设置、课程内容、教学方法等都需要创新。临床药学教育定位为应用型与技能型人才培养，其重要特征在于以培养临床合理用药能力为核心，强调服务理念与责任意识。为满足临床药学的学科发展，培养合格的临床药师，临床药学专业的学生在掌握药学专业知识的同时，必须加强对疾病的认识，并重视临床实践能力以及与患者、医护人员交流沟通能力的培养。只有将药学与医学有机地结合，熟练地运用临床药学专业知识为患者、医师、护士和管理人员提供高水平药学服务，才能寻求良好的职业发展。

临床药学促使药学在学科发展中，更多地思考药物临床应用问题，更多地利用临床研究结果改善和提高药物治疗水平，在职业发展中，倡导临床药师主动地为患者服务、为患者用药承担责任。

临床药学的基础是药学相关学科。对药品的深刻认识是通过药学相关学科的研究来完成的，如果没有系统的药学理论，就没有临床药学。传统药学学科揭示的药物分子结构、药物理化性质、药物剂型、药品质量控制方法、药物作用机制、构-动关系、构-效关系、量-效关系、药物相互作用，以及药物体内动态变化规律等药学理论知识，成为构建合格临床药师的基础，也成为临床药师参与合理用药、设计与评价给药方案和药学监护计划所必需的知识。在医疗团队与各类专业人员的合作中，这些知识成为临床药师的优势，有利于为其他专业人员提供更多的技术支持，提高团队的药物治疗水平，更好地为患者服务。

临床药学以关注药物应用结果、提高药物治疗水平对药学学科进行了新的阐释，它的发展也可以促进药学相关学科的进步。同时，临床药学的实践，也实现了药学学科与药学人员的社会价值，展示了药学学科的人性关怀。临床药学与药学相关学科之间具有紧密的联系，存在着互为支持、互为促进的关系。在面对临床药物应用环节的众多科学问题时，首先，解决这些科学问题的有效需求对药学研究提出了更高的要求；其次，在解决这些科学问题中产生了药学研究的新课题、新思路和新方法；再次，临床药学的研究结果应用于药学研究的各个领域，促进了药学学科整体水平的提高。

二、临床药学与临床医学

临床药学关注药物应用结果，临床药师参与药物临床应用过程，促进了药学与临床医学的紧密结合。

临床药学以提高临床药物治疗水平为学科宗旨，对疾病的认识就必然是学科的基础。临床药师通过医学相关课程了解人体生理结构与功能、了解病理和病因知识；通过临床实践培养临床药学思维、培养疾病处置技能。无论是临床药学的理论体系构建，还是临床药学的研究与实践，都与临床医学密切相关。而临床药学的学科发展和临床药师的临床实践，又可以为解决临床各种用药问题发挥积极作用，改善医疗团队的知识结构，提高医疗服务的整体水平。

此外，临床药学使药学与临床医学更加密切地沟通起来，通过学科的深度融合，在生命科学领域里产生新的视点、新的思路与新的方法，促进了生命奥秘的探索。

三、临床药学与社会科学

人既有生物性又有社会性，人的社会性决定了临床药学与社会科学之间的密切关系。

生物—心理—社会的医学模式更加关注人的社会属性，以及人的社会心理需要。法学、伦理学及心理学成为临床药学知识体系中的重要组成，为临床药师解决职业活动中的法律、伦理及道德问题提供了基本的思路与方法。道德素质、法律素质、专业素质和交流沟通能力，是高素质临床药师所必备的条件。

第四节　临床药学学科的可持续发展

一、临床药学教育体系构建

建设一支具有系统临床药学知识结构和实践能力的人才队伍，是临床药学可持续发展的基本条件。人才队伍建设取决于教育体系的构建与完善。在我国现有的高等药学教育与医疗机构工作状况下，系统的临床药学教育体系至少包括学校（学历）教育、毕业后教育、岗位培训和继续教育。临床药学学校教育中，本科教育是临床药学人才培养的基础，研究生教育是培养学科带头人的有效途径。毕业后培训是临床药学专业的学生向临床药师或临床药学工作者转变的重要环节。而岗位培训则是针对医疗机构其他药学岗位专业人员向临床药师岗位转变的重要手段。继续教育是临床药师提高专业竞争力和学科可持续发展的重要举措。临床药学工作者唯有在完善的临床药学教育体系中践行终身学习的理念，方能不断提升自我，进而推动学科快速发展。

（一）临床药学学校教育

1950年，美国第一个Pharm.D计划由南加利福尼亚大学药学院发起，1974年，美国药学教育委员会（ACPE）开始执行新的Pharm.D学位标准，要求同时有临床理论知识与实践经验；1975年，ACPE将Pharm.D定义为临床教育项目，要求临床实践时间不得少于1500小时，并制订了单独的资格鉴定方案。1993年，ACPE决定将Pharm.D学位作为药师的唯一一上岗资格；2000年起，所有药学专业改为6年制Pharm.D；目前美国在129个药学院校均设置有Pharm.D。Pharm.D的学制分为两种，分别是3+4和2+4，近年在很多公立学院开始实施的3+4学制，是先经3年的prepharmacy学习（任何院校），而后经入学考核，进入药学院学习4年的Pharm.D课程和实习。

我国临床药学的学校教育开始于1989年，华西医科大学药学院（现四川大学华西药学院）开始招收5年制临床药学本科生；历经10年后，于1998年，因国家的专业目录调整，临床药学专业被并入大药学专业，成为后期分流的一个方向；2006年，全国高等学校临床药学专业（方向）教材评审委员会成立，我国第一套针对临床药学专业而建设的教材开始启动，同年教育部审批通过5年制临床药学作为少数院校试办专业恢复招生；2012年教育部正式颁布实施的《普通高等学校本科专业目录（2012年）》中，5年制临床药学专业作为国家特设专业和国家控制布点的62种专业之一被列入。截至2014年3月，我国经教育部备案同意设置临床药学专业全日制的高校一共24所。

早年的临床药学研究生培养，大都在药剂学、药理学等专业中设置临床药学专业方向。2004年，华西医科大学药学院以自主设置专业并向学位委员会备案的方式，设置了临床药学专业的博士与硕士研究生培养点。2010年1月，国务院学位委员会第27次会议审议通过了19种硕士专业学位设置方案，决定在我国设置药学硕士专业学位，从2011年开始，许多院校都开始了以临床药学为专业方向的药学硕士专业学位研究生培养。至2014年，我国招收临床药学专业硕士研究生的院校达到20个，其中，多数在药理学、药剂学、药物分析等专业中设临床药学方向。目前，我国有6个临床药学博士点，分别设于中国药科大学、沈阳药科大学、四川大学、第二军医大学、中南大学和北京大学。

临床药学本科培养方案中，沿用了药学专业原有的课程名称，增加了医学基础与临床医学课程。但临床药学专业并不是医学和药学的简单相加，如何以药学相关学科为基础，融合临床医学相关学科的基本理论与方法而构建新的课程，或在原有药学课程名称下，将相关课程知识与药物应用更好地结合在一起，在内涵教学方法上有所变革，是临床药学教育对所有教育参与者提出的新要求。由于影响药物临床应用结果的因素众多，导致临床药学的涉及面非常广泛。尽管如此，从临床药学以促进合理用药为目标的角度看，临床药学专业的核心能力应该是临床药物应用。因此，所有的课程都是为药物临床应用能力的培养而服务。临床药物治疗学、生物药剂学、临床药理学、临床药动学、药物化学、药理学、药剂学、诊断学、内科学、药物流行病学、药物经济学、循证药学及医药伦理学等课程则构成了临床药学课程体系的核心内容。

（二）临床药师培训

规范化培训是培养临床药师的重要环节，其占据了临床药学终身教育承前

（学校教育）启后（继续教育）的重要地位，是临床药师队伍形成过程的关键所在。

以美国为例，其药师培训分为毕业后第一年培训（PGY-1）和毕业后第二年培训（PGY-2）。

PGY-1的培训目标是在Pharm.D的基础之上，进一步提高学员以患者为中心的关怀和服务能力，优化专业价值和态度，提高应用专业知识解决复杂临床问题和临床决策能力，为一般性、广泛性培训，采取转科轮转（每个月一科）的形式进行，是通科培训。PGY-2的总体目标则是建立在PGY-1的基础上，培养药师在一个特定的专业领域的工作能力，注重深度，提高药师在药物治疗和临床决策方面的专业水平，采取固定在选定科室进行专科培训，如内布拉斯加州州立大学医学中心的PGY-2是肿瘤科与ICU两个科，是专科培训。

在美国，Pharm.D、PGY-1、PGY-2是一个衔接紧密的针对医疗机构临床药学工作岗位专业人员培养的过程，各阶段有各自不同的目标与要求。Pharm.D课程设置本身就具有很强的实践性，是在pre-pharmacy的基础上，通过三年的临床药学相关专业课程学习和逐步深化的实践学习，以及最后一年的临床或相关轮转实践，为培养具有扎实临床知识和实践能力的药师型人才打下坚实的基础。而PGY-1和PGY-2的设置以Pharm.D毕业生为基础，进一步培养临床药师的综合能力和专业能力。总的来说，美国住院药师培训项目作为Pharm.D的毕业后培训，显示了其与Pharm.D良好的衔接性和明确的阶段性培养目标。

尽管我国临床药学本科教育始于1989年，但针对临床药师岗位进行培训的工作在2005年年底才开始，且以医疗机构药学人员的转岗培训为主，至2014年5月，我国共设置有153家临床药师培训基地，共培训结业2825人。

我国临床药师的培训除基础培训项目外，另有12个专业，每个专业都有各自的培训指南；培训内容主要由综合素质培训、临床知识与技能培训、药物知识与临床用药实践技能培训、沟通与交流技能培训、专业理论知识培训等组成。所有培训内容以药物临床用药实践技能为中心，以此对在临床科室实践轮转的类别和时间做出相应的规定，培训内容与要求紧密结合临床药物治疗的实际需求，培训时间为期一年（目前，有关部门正在拟订新的培训计划，将基础培训确定为半年，其他各专业培训要求在基础培训结业后进行半年的培训）。药师全脱产参与培训；其全年实际工作日不少于49周，其中临床实践不少于1765小时，理论学习不少于195小时；期满后培训考核由培训过程评估、床边考核、培训作业评估、案例考核四个部分组成。

鉴于我国临床药学教育历经了诸多挫折，医疗机构临床药师制度建立尚在开始阶段，大部分临床药学专业学生从学校毕业后未经岗前培训就直接分配到医院从事临床工作，其药物应用能力和水平相当程度上取决于所在医院的条件，尤其是药学工作内容与工作模式严重影响了临床药师队伍的建设。因此，只有经过临床药师岗位培训或毕业后规范化培训的"准临床药师"才能将学校教育获得的知识转化为临床药物应用的技能，完成由学生成长为临床药师的转变。

二、临床药师制建设

广泛参与药物临床应用，建设临床药师制，促进合理用药，让临床药学工作融入医疗活动的主体，是学科发展的基本条件，也是实现学科发展目标的基本条件。

临床药师制是指为规范和保障临床药师参与临床药物治疗工作，以提高医疗水平、保障医疗安全的相关管理办法和制度。在医疗机构中推行临床药师制，可以改变医院药师的工作职责，促进医院药学工作融入医疗活动的主体。传统的医院药学任务以保障药品供给为主，此工作模式导致药师远离临床，对药物应用结果关注不足。而临床药学倡导的以患者为中心的工作模式则要求临床药师工作在临床第一线，直接服务于患者。临床药师承担参与药物治疗，改善了医疗服务的专业结构，促进了更加合理的临床医疗团队形成。

为了在医疗机构中推行临床药师制，培养高素质临床药师、制定临床药师工作规范、明确临床药师工作职责与内容、探索临床药师参与临床药物治疗的工作方式、研究提高药物治疗水平的新理论与新方法、培养临床药师快速获得药品信息的能力均已成为目前临床药学学科的重要任务。

在临床药师制建设过程中，正确处理临床药学工作与医院药学的其他工作的关系、临床药师与医疗机构其他药学人员的关系，是临床药学学科发展需要认真对待的事情。医疗机构应该以推动临床药学学科建设和临床药师队伍建设为契机，带动医院药学各环节工作的转变，树立新时期医院药学的新形象。临床药师应该与医院药学其他岗位工作人员密切配合，相互学习，共同提高。临床药师有责任为医院药学其他岗位工作人员在药品应用能力培养、处方审核能力培养及其他药学服务能力培养方面做出努力，带领医疗机构药师队伍走专业化的药学服务之路，使医院药学工作融入医疗活动的主体，这应该是医疗机构发展临床药学的重要使命。

尽管在医疗机构推行临床药师制的进程中存在诸多的困难，但社会发展和科学技术进步的脚步是不可阻挡的。对于临床药学学生或工作者而言，应该知难而进，开拓创新，为承担起历史赋予我们的光荣使命而不懈地努力。

三、针对临床用药问题开展临床药学研究

作为充满勃勃生机的新学科，临床药学本身必须实现可持续发展，从而推动整个学科不断成长，欣欣向荣。

临床药学的研究，以探索药物与机体、疾病相互关系为基础，以药物临床应用方法为核心。

临床药学研究的特点主要表现在：研究内容是针对临床用药问题，从宏观到微观地揭示影响药物应用结果的因素与规律；研究方法则更多地运用生物学、临床医学和社会学方法探索药物与机体的相互作用；研究中的观察指标更多的是药物应用结果。临床药学科学研究主要涉及的领域包括：

（1）研究重点患者的药学监护计划、主要疾病的治疗指南。

（2）开展循证药学研究工作，为临床药物治疗决策、医院处方的制定和基本药物目录制定提供科学依据。

（3）针对患者药物治疗依从性、用药教育的内容与方法等开展研究工作。

（4）联合用药的基础研究，尤其是体内药物相互作用研究，获取合理的临床联合用药依据。

（5）结合临床开展临床药动学和药效学研究，揭示药物在患者体内的药动学和药效学规律，为患者设计个体化给药方案提供科学依据。

（6）研究临床药学工作模式、临床药师工作业绩评估指标与方法、药学伦理、职业道德，促进临床药学服务质量提高。

（7）开展药物流行病学研究和药品不良反应监测，对上市药物进行全面的再评价。

（8）利用药物经济学研究方法，结合临床疗效，评价疾病的处置方法和药物治疗方案，为提高药物治疗水平、节约卫生资源、制定国家药品政策提供科学依据。

（9）根据临床实际需要，进行新制剂、新剂型研究，对医院所用药品质量

评价进行研究。

（10）利用转录物组学、蛋白组学、基因组学、代谢组学和代谢物组学等新学科的研究方法，探索个体化用药的分子生物学基础和临床合理用药方法。针对临床药物应用问题开展研究，是完善和提高学科水平的必然选择，也是临床药师自身发展的需要。临床药学通过实践临床药物治疗和探索合理的药物应用方法，产生临床药学新理论与新技术，不仅为提高临床药学、实践水平提供了保障，也推动了临床药学学科的可持续发展。

第五节　临床药学的职业发展

一、医疗机构临床药学的职业发展

医疗机构中临床药学的职业发展主要是临床药师岗位。临床药师是以系统的临床药学专业知识为基础，熟悉药物性能与应用，了解疾病治疗要求和特点，参与药物治疗方案制订、实施与评价的专业技术人员。临床药师的核心任务是提供专业的药学服务，以促进合理用药，改善用药者生活质量。在履行临床药师职责的过程中，感受职业快乐，实现人生价值。

临床药师要承担前述的工作职责，在相关专业领域内开展药学服务，就需要具有系统的临床药学知识，以人为本的临床工作思路与方法，较强的临床药物应用技能，良好的交流沟通能力，较强的新信息、新知识、新技能获取能力。具有积极进取精神和开拓创新精神也成为临床药师的基本素质要求。为此，临床药师的知识体系主要通过临床药物治疗学、生物药剂学、临床药理学、临床药动学、药物化学、药理学、药剂学、诊断学、内科学、药物流行病学、药物经济学、循证药学及医药伦理学等核心课程来构建。临床药师的基本技能则需通过临床实践获得，包括收集与评价药品信息、患者信息、疾病信息的能力；将药学知识应用于临床药物治疗的能力；阅读和分析本专业领域相关的实验室检查、病理学检查、影像学检查等文件或报告的能力；发现、解决、预防潜在的或实际存在的用药问题的能力；开展药学查房，进行处方及医嘱审核、优化的能力；具有与患者和医疗团队成员沟通交流的能力；具有参与本专业领域常见疾病的药物治疗管理的能力等。

临床药师通过对药品的深入了解和对疾病的基本认识，以其在药学知识方面的优势参与药物临床应用，促进临床用药水平提高，从而整体地提高医疗技术水平。

二、制药企业的临床药学职业发展

制药企业是一个高度复杂且分工精细的组织，而接受临床药学教育的专业人士因其知识结构的优势，可活跃在制药企业的多个部门。

在制药企业销售部门，临床药学专业人员主要负责拓展药品的销售渠道，不断寻找并建立新的客户群联系，努力增加药品销售的市场份额。制药企业的市场部门与销售部门关系密切，但更侧重于项目的发展运作。其工作内容包括市场调查、项目管理、药品招标的标书撰写、广告、促销策划以及价格制定等。临床药学专业人员接受了系统的临床药学教育，尤其经过药物应用的临床培训，具有与医疗机构各类专业人员和患者交流沟通的能力，能够很好地适应上述两方面工作。

在制药企业的研发部门，临床药学专业人员主要承担新产品的研究与开发。临床药学专业人员在新药研究开发中的职业发展主要基于临床药学知识与技能培训，具有将医学与药学知识综合应用的能力，其在项目选择、项目实施中的学科间协调沟通等环节具有优势，尤其是作为项目负责人、临床研究的监察员及办理药品注册申请事务的人员等。药品研究开发的临床前研究与临床研究有着密切的联系，从药品研究开发立项开始，就应该关注临床疾病及其药物治疗问题。了解疾病的发病机制、疾病的流行规律、疾病的药物治疗目标、同类药物或相关药物的临床应用情况等，这些信息无疑对拟开发品种的选择或研究开发的方向起着重要的指导作用。新药研究开发是一个系统工程，需要进行系统的组织，研究中的主要角色申办者、药学研究者和临床研究者，需协调配合，才能使项目顺利地实施并达到最终目的。而经过临床药学知识与技能培训的人在这两个研究阶段的沟通中最具有学科优势。

按国际惯例，临床试验方案是由申办者制定后交由临床试验研究者负责实施，我国《药物临床试验质量管理规范》（GCP）中规定，临床试验方案应由研究者与申办者共同商定并签字，报伦理委员会审批后实施。为使新药的临床试验切实按设计方案进行并保证研究质量，新药的申办者需在临床试验的全过程中设置监察员。监察员的工作贯穿在整个临床试验工作的始终，其职责是：在试验前确认承担单位已具有合格的条件；检查受试者是否取得知情同意书；了解受试者的入选及试验的进展状况；确认所有数据的记录与报告正确完整；确认所有病例报告表填写正确，并与原始资料一致；核实所有不良反应事件均应记录在案；核实试验用药品是否按照有关法规进行供应、储藏、分发、回收，并做出完整记录；协助研究者进行必要的通知及申请事宜，向申报者报告试验数据和结果。因此，监察员应有适当的药学、医学或相关专业的学历和知识，并经过训练，熟悉GCP和有关法规，熟悉临床试验用药的临床前及临床研究方面的信息，熟悉临床试验的方案及相关资料、文件。可见，具有临床药学知识背景同时掌握与研究者（临床医师和药师）的交流技巧，熟悉医疗机构工作流程的临床药学专业人员是监察员最适宜的人选之一。

三、药品流通领域的临床药学职业发展

社会药房是公共卫生体系不可缺少的组成部分，在社区保健事业，尤其在慢性病的管理中承担着重要使命。随着医疗卫生体制改革的不断深入，药品最大的使用群体不是在医院，而是在社区，相当一部分患者在药店购药，且比例呈增大的趋势。局限于医院内部的临床药学实践已不能满足公众的要求。据统计，我国城市居民中44%的人已经开始尝试自我药疗和自我保健。但是我国国民总体文化程度较低，能全部读懂药品说明书的人不多，加之目前药品说明书不尽规范，这都成为不合理用药的隐患。因此，在社会零售药房开展药学监护是药学实践的必然趋势，是广大药品消费者安全、合理用药的根本保证。临床药学服务不应仅仅局限于医院内的诊治期，还要服务于缓解期、预防期、保健期和从药店购药的医院外用药人群。

1992年国际药学联合会（FIP）根据"药学服务"的理念起草了《优良药房工作规范》（GPP），并于1993年FIP东京世界药学大会上通过了该规范。中国非处方药物协会在2003年也发布了自己的GPP。为了促进高水平临床药学服务工作的开展，中国药学会医院药学专业委员会针对医疗机构药学部门与社会药房，于2005年年底也发布了《优良药房工作规范》（2005年版）。GPP提出社会药房是医疗保健体系中为大众提供服务的最终环节，社会药房从业人员的首要责任是确保患者或消费者获得高质量的药学服务。GPP是衡量药师在药品供应、促进健

康、提高患者自我保健和改善处方质量等活动中实施药学监护的具体标准。

社会药房是最倾向于服务导向的经营行业，消费者对药学服务的期望也会越来越高。在保证药品质量和价格合理的前提下，药学技术和药品信息方面的深层次服务是消费者最迫切需要的。优良的药学服务将是消费者首选的"产品"，并将成为社会药房生存发展的关键因素和核心竞争力。

我国社会药房临床药学工作的开展有广泛的发展空间和市场需求。一方面，非处方药的消费者和患有慢性疾病需长期服药的患者，需要有专业人员能够为他们提供关于药品选择和使用方面的咨询服务，实施有效的慢性病管理；另一方面，随着居民生活水平的提高，对健康的需求也随之增加，人们更多地注重疾病预防和日常保健。发达国家的实践表明，接受过临床药学知识与技能培训的专业人员，在确保大量医院外患者合理用药方面，以及疾病防治保健知识的宣传方面可以发挥积极的作用，并且使得居民在社区附近即可享受到专业的医疗服务。

开展社区临床药学服务，参与患者用药过程，可随时发现与药物不良反应有关的病例和信息，尤其是非处方药（OTC）的不良反应，并及时做好药物不良反应监测上报工作，形成药物不良反应监测网络的网底，促进合理用药，保障用药者的生命健康。临床药师的工作在减少消费者盲目用药危险性的同时，可以采用药物流行病学的方法调查研究OTC药在社区中的使用现状和流行趋势，积极参与上市药品的质量与疗效的追踪监察，为OTC药的增补与淘汰提供可靠依据。对药物进行评价，可以改进用药模式，提高药物治疗质量，减少不必要的费用。

四、其他药学相关领域的临床药学职业发展

目前，我国药品监督管理局是主管药品监管的机构，主要负责对药品的研究、生产、流通、使用进行行政监督和技术监督。具有临床药学专业背景的人员可参与的工作主要有：药品注册、国家药品标准拟定或修订、保健品市场准入标准与审批、处方药和非处方药分类管理、国家基本药物遴选、药品不良反应监测、药品再评价、药品淘汰以及执业药师注册与再教育等。

国家卫生健康委员会是拟定有关卫生工作的法律、法规、规章，编制卫生事业中长期发展规划和年度计划，制定卫生标准，制订主要疾病防治规划，并组织实施的管理机构。其中，药品临床应用管理的法规、规章、政策的拟定和实施；医学科技发展规划、医学基础性研究、重大疾病研究、应用研究相关政策和措施的拟定和实施；医疗机构药学专业技术人员的执业标准与准入资格拟定和实

施；药学教育发展规划、专业技术岗位培训和成人教育管理办法的拟定和实施等均有临床药学专业技术人员职业发展的空间。

人力资源和社会保障部门的工作涉及城镇企业职工和机关、事业单位人员医疗保险和生育保险工作的综合管理。其中，医疗保险的基本政策、改革方案和发展规划拟定和实施；医疗保险费率确定办法、基金征缴政策、待遇项目和给付标准拟定和实施；医疗保险费用社会统筹政策、医疗保险个人账户管理政策拟定和实施；医疗社会保险基金管理政策、规则拟定和实施；基本医疗保险的药品范围及支付标准拟定和实施；定点医院、药店的管理办法及费用结算办法拟定和实施；国家基本医疗保险药品目录制定等工作内容也给临床药学专业人员的职业发展提供了广阔的空间。

在我国，医疗保险可以划分为社会医疗保险和商业医疗保险，二者的组织形式、经营主体和管理方式都不尽相同，但都有保险范围、支付标准、筛选定点医院与药店、费用结算等与药品应用密切相关的专业技术问题。利用对药品合理使用的专业技能承担这些工作，或者是使有限的社会资源应用更加科学合理，或者是确保企业在合理、合法的基础上获取更多的利润，或者是造福于受保险者，都是临床药学专业技术人员职业发展有意义的领域。

自20世纪80年代以来，各国对新药研究开发管理法规不断完善，药品的研究开发过程也相应地变得更为复杂、更为耗时，且费用更高。据统计，在美国，一种新药从实验室被发现到进入市场平均约需12年，大约耗资3.5亿美元。通常70%的费用和2/3的时间用于临床试验。在此背景下发展起来的合同研究组织（CRO）凭借其高可变性、多种服务、低成本的优点越来越受到制药公司的青睐。在美国，CRO承担了将近1/3的新药开发工作，所有的Ⅱ期临床试验中，有CRO参与的占2/3。目前已有许多大型CRO在全世界几十个国家和地区建立了分支机构，形成了强大的跨国研究网络。我国的CRO企业正处于新兴起步阶段。CRO的业务范围主要包括早期药物发现、临床前研究、参与各期临床试验、药物基因组学实验、信息学服务、临床文件管理、政策法规咨询、产品生产和包装、产品发布和市场推广、药物经济学分析、商业咨询及药效追踪。分析CRO的业务范围不难看出，CRO的核心竞争力就是专业化，通晓政府有关药品的管理法规和实施细则，了解药品临床试验的国际惯例和指导思想，拥有在多个学科领域从事药品临床试验的经验，科学地选择研究者，组织制订有效可行的试验计划，按国际化标准操作程序组织实施临床试验等构成专业化服务的主要特点。要满足这样的要求，CRO必须由高素质的人才组成。临床药学的专业人员所掌握的综合性专业知识迎合了CRO的专业需求，在这一新的职业领域中有较强的竞争力和专业优势。

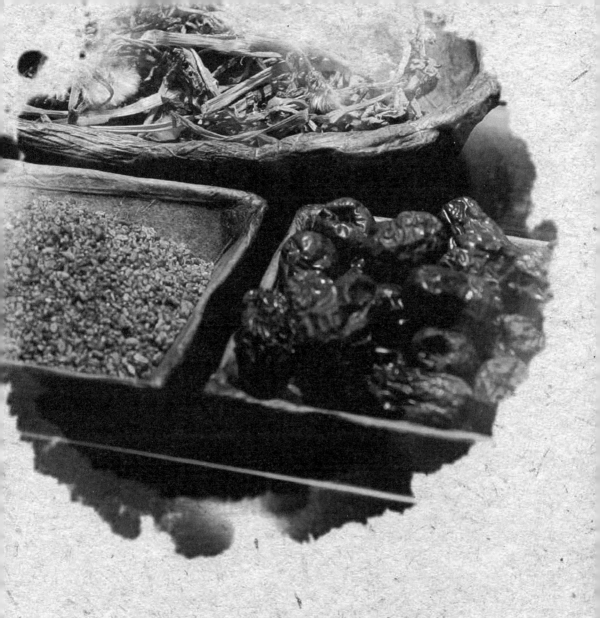

第二章　药物动力学概述

第一节　药物动力学及其发展概况

药物动力学亦称药动学，是定量研究药物在生物体内吸收、分布 、排泄和代谢规律的一门学科，它研究体内药物的存在位置、数量（或浓度）与时间之间的关系，并提出解析这些数据所需要的数学模型和关系式。药物动力学也是一门药学与数学相互交叉的新型学科，是近几十年发展起来的药学新分支。1972年，由国际卫生科学研究中心的J.E.Fogre发起，在美国马里兰州国立卫生科学研究所（NIH）召开了药理学与药物动力学国际会议，第一次正式确认药物动力学为一门独立学科。

药物动力学的发展可追溯到20世纪初，1913年Michaelis和Menten提出了具有饱和过程的药物动力学方程；1919年Widmark利用数学公式对体内药物的动态规律进行了分析；1924年Widmark和Tandberg提出了开放式单室模型动力学概念；1937年Teorcll提出了两室模型动力学的假设，并用数学公式详细描述了两室模型动力学规律。由于实验条件的限制、数学公式推算的繁杂，上述开创性工作未得到应有的重视，但都为药物动力学的研究发展奠定了基础。20世纪五六十年代，临床医学、药剂学、药理学、毒理学、生物化学等学科对体内药物"定量化"的深入研究提出越来越迫切的需求，加上体内药物微量分析技术的发展、计算机与数据处理技术的重大突破与普及，大大促进了药物动力学的形成与迅速发展。在药物动力学的形成与发展过程中，Dost、Nelson、Wagner、Riegelman、Levy、Gibaldi等科学家都做出了巨大贡献。

目前，药物动力学的研究成果越来越广泛地应用于医药领域中。应用药物动力学的原理和方法可以定量探讨药物结构与体内过程之间的关系，从而指导药物的结构改造，提高新药研发的成功率；通过对药物制剂生物利用度与生物等效性的研究，可以提供评价药剂内在质量的指标，研制出高效、低毒、副作用少的药物制剂；通过对患者用药后药物动力学特征的研究，可以制定个体给药方案，使用药安全、有效。总之，药物动力学的理论与实践在医药学领域有着极其重要的意义与应用价值。

第二节 药物动力学的研究内容与进展

一、药物动力学的研究内容

药物动力学研究的基本内容，主要有以下几方面：

（1）阐明药物动力学的基本概念与基本原理。

（2）建立药物动力学数学模型，选用恰当的数学方法解析和处理实验数据，找出药物量（或浓度）的时间函数，拟合药物动力学参数。

（3）研究药物制剂的生物利用度与生物等效性，用于定量解释和评价制剂的内在质量。

（4）应用药物动力学参数设计给药方案，确定给药剂量、给药间隔时间等个体化给药方案，达到有效且安全的治疗作用，为临床药学工作提供科学依据。

（5）指导药物制剂的设计并对其生产质量进行评估，为改进药物剂型及生产工艺，研究新型给药系统（如缓释、控释制剂等）提供理论依据。

（6）探讨药物化学结构与药物动力学特征之间的关系，指导药物化学结构改造，定向寻找高效低毒的新药。

此外，药物动力学还是新药临床前和临床研究的重要内容。

二、药物动力学的研究进展

药物动力学作为一门多学科交叉形成的边缘学科或综合学科，其基本理论与方法在形成和发展的初期已渗透到生物药剂学、药剂学、药物化学、药理学、毒理学、临床药理学、药物治疗学及分析化学等多个学科领域，同时也受到多学科理论、实践的影响与促进。目前，药物动力学在中医药学、遗传学、微生物学、生物物理学与生物医学工程学、预防医学与卫生学、法医学、生物化学和分子生物学、内科学、外科学、放射医学、肿瘤学中的应用与研究正方兴未艾。药物动力学的研究成果在相关学科中得到广泛的应用，并形成了一些新的分支学科和交叉研究领域，进一步推动了药学学科的蓬勃发展。

药物动力学与药物检验

（一）药物动力学与生物药剂学

药物要充分发挥疗效，必须将药物制成某一合适的剂型。由于剂型因素的影响，往往使同一药物制成的含量相同的制剂，因厂家、批次的不同导致生物利用度（即药物的吸收程度和速度）不同，从而产生疗效的差异。因此在制剂的研究、生产、使用的各个环节，均应使用药物动力学方法同步研究影响药物吸收程度和速度的各种因素并加以控制，才能保证其质量。药物动力学与药剂学的结合，形成和发展了生物药剂学，为认识药物的剂型因素、生物因素与药效三者间关系提供了可能。分析剂型因素对药物体内过程的影响，正确评价药物制剂的质量，设计合理的剂型、制剂处方与工艺，同时为临床合理用药等提供科学依据，已经成为当今药物及其制剂开发研究的最常用方式之一。可以说，生物药剂学为药物动力学开辟了广泛的实际应用领域，而药物动力学则为生物药剂学的深入研究和发展提供了可靠的理论根据和有力的研究手段。

（二）药物动力学与分析化学及数学学科

在药物动力学的产生和发展过程中，分析化学与数学学科的贡献不容忽视。药物动力学研究需要对生物样品中药物及其代谢物进行分析，而药物在生物样品这种复杂介质中的浓度很低，加上取样量受限、干扰成分多且不明确等，使分析测定方法的高选择性与高灵敏度显得尤为重要。目前，放射标记示踪技术、液相色谱-质谱联用技术（LC/MS，特别是LC/MS/MS）、气相色谱-质谱联用技术（GC/MS）、毛细管电泳-质谱联用技术（CE/MS）、高效毛细管电泳技术（HPCE）已成为药物动力学研究中常用的分析方法。此外，超临界流体色谱（SFC），多种色谱-磁共振联用技术在鉴定药物及代谢产物结构方面的报道也增多。事实上，药物动力学是依靠先进的分析检测技术才得以深入发展并取得今天的成就。同时，药物动力学的发展也促进了分析化学的发展，生物体内药物分析的产生和发展在很大程度上都与药物动力学的发展密切相关。

对得到的药物体内实验数据，如何选择与建立模型、快速准确地进行处理以揭示药物动力学规律，离不开数学知识与计算机技术。多年来，药理学与数学工作者针对不同药物复杂的体内过程建立了多种模型与描述方法，如经典房室模型、生理药动学模型、药理药动学模型等。基于房室模型的药物动力学研究虽然应用广泛，但房室的确定受实验设计和药物测定方法影响，同一药物随房室数不同而使药物动力学参数差异较大。因此，有人将非房室模型的统计矩分析用于药物动力学研究，统计矩在概率统计中用来表示随机变量的某种分布特征。用统计矩分析药物动力学的依据是，当一定量的药物输入机体时，不论在给药部位或在整个机体内，各个药物分子滞留时间的长短，均属随机变量。药物的吸收、分布和消除可视为这种随机变量对应的总体效应，因此，药物浓度–时间曲线是某种概率统计曲线。用统计矩描述药物的体内过程，主要根据零阶矩（血药浓度–时间曲线下面积，AUC）、一阶矩（平均滞留时间，MRT）和二阶矩（平均滞留时间的方差，VRT），前两者较多地应用于药物动力学的分析及参数计算。

（三）药物动力学与药理学、毒理学

药物动力学是基础药理学的重要组成部分。它的研究成果除直接应用于医药学实践外，还可以充实基础药理学，深化人们对药物作用的认识，促进药理学新理论与新概念的产生。药动学–药效学结合模型和毒代动力学的产生证明了这一点。现代临床药学的发展使药物浓度和效应（包括毒性）的同时检测成为可能，将药物动力学与药效动力学结合进行研究，建立了药动学–药效学结合模型（PK–PD 模型），通过PK–PD模型的研究可以动态分析药物浓度、效应与时间的关系，揭示药动学与药效学之间必然的内在联系，有助于了解药物效应在体内动态变化的规律性，定量地反映药物浓度与效应的关系，给出药物在体内的药效学参数，并可通过控制这些参数来控制药效，以提高药物治疗的水平。将药物动力学研究成果应用于毒理学研究中，又形成交叉研究领域毒代动力学（TK），毒代动力学作为临床前药物安全性评价试验的组成部分，有利于理解药物毒性试验结果，发现毒性的剂量水平和时程的关系，从而提高毒性研究资料的价值。

（四）临床药物动力学及其发展

药物的治疗效果取决于作用部位的药物浓度，而作用部位药物浓度大都与血药浓度相关。

药物动力学的主要研究任务之一就是根据数学模型预测药物的血药浓度变化规律，进而指导临床给药方案的制订或对某些药理作用做出准确解释。作为药动学的重要分支，临床药物动力学是研究药物在人体内的动力学规律并合理设计个体给药方案的应用技术学科，它应用血药浓度数据、药物动力学原理和药效学指标使临床药物治疗方案合理化，是治疗药物检测（TDM）的基础，而TDM是指在药物治疗过程中监测体内药物浓度，利用药物动力学原理和计算机技术，判断药物应用合理性和制定合理给药方案的临床药学实践，这一药学实践对提高疾病的药物治疗水平发挥着积极的作用。

　　由于药物动力学特征在不同的个体表现出差异，即使给予同一剂量的药物，出现的疗效和药物体内过程也有所不同。这种差异的产生与遗传、生理、病理、环境等因素有关。为了探讨这类药动学问题，人们尝试用群体概念进行分析并研究这种差异，由此发展形成了群体药物动力学。群体药物动力学是将经典药动学模型与群体统计模型相结合，研究药物吸收和配置的群体规律，即研究药动学参数的分布及影响因素的一门药物动力学分支学科，已成功地应用于许多药物的临床常规检验数据的回顾性分析以及新药临床试验中。该方法能够有效地处理稀疏数据，从志愿者的散点数据或密集数据中获得完整的药物动力学信息。有些非均匀设计的实验数据或不适于常规分析的数据都可用群体药物动力学进行分析。群体药物动力学的特点在于：从代表用药群体的患者身上获得相关的药物动力学信息，将个体间差异作为重要特征，通过人口统计学、生理病理因素、环境因素或与药物有关的因素对个体间差异的来源进行解释；定量估计那些存在于患者身上无法解释的差异大小；除了个体间差异外，还考虑到了个体稳态血药浓度的变化程度等影响因素。

　　随着时间生物学的研究进展，根据生物节律普遍性的原理，药物及代谢物的体内过程、药物的效应及毒性反应也存在节律性，由此产生了时辰药物动力学、时辰药效学与时辰毒理学，时辰药物动力学是研究药物及其代谢物在体内过程中的节律性变化和机制的科学。由于机体中许多功能如心输出量、各种体液分泌量、pH值、胃肠运动、肝肾血流量、酶含量及活性、膜通透性等都具有节律性变化，使得不同时间服药可能产生不同的吸收、分布、代谢与排泄过程，导致许多药物的一种或多种药动学参数发生变化，从而影响疗效。时辰药物动力学在自然昼夜实验条件下，于不同时间给药并研究药物浓度–时间变化的情况，由此得出不同给药时段的药动学参数，它不仅使药物动力学的研究更为精确，而且有助于更好理解药物体内处置，阐明其时辰药效现象，最大限度地发挥药效，降低不良反应的发生率，为临床合理用药提供最佳方案。时辰药物动力学的发展也促进了药物新型给药系统的研究与开发，在药剂学的研究领域中，继以控制释药速度为目的的零级或一级释药的控释制剂后，又出现了反映时辰生物学特征、与生理节律同步的控制释药时间的定时给药系统（TCDDS），它可根据某些疾病的生物节律性特点，按时间治疗学的思路，定时定量释药，以提高患者治疗的顺应性。

（五）中药药物动力学

中药按其来源可分为植物药、动物药和矿物药及其人工制品，目前供临床应用的包括从中药中提取分离的单一活性成分、有效部位以及复方的提取物等，因此中药药物动力学研究的对象涉及中药活性成分、活性组分、单方、复方等。中药药物动力学是应用动力学原理，研究以上对象在体内吸收、分布、代谢与排泄过程的动态变化规律及其时–量、时–效关系，并用数学函数加以定量描述的一门学科。

中医药学是我国劳动人民数千年来通过临床实践经验总结形成的独特的理论体系，辨证论治的治疗思想与君臣佐使的组方配伍是中医用药的精髓。中药是一个复杂的巨系统，无论是单味中药还是方剂，其药效都来源于多种化学成分产生的综合作用。这些化学成分相互协同或相互拮抗，从而发挥药效，因此研究中药药物动力学和研究中药药理学一样，应遵循整体观的指导思想。应视中药为由复杂化学成分构成的药物整体，该整体亦是中药药效的物质基础。

中药药物动力学研究涉及多方面理论和技术，它是集生物药剂学、药物动力学、中药药理学、中药化学、分析化学和数学于一体的边缘学科。由于中药特别是中药复方的成分复杂，相当数量药物的有效成分不明确，多数中药及复方缺乏体内微量成分定量分析方法而无法测定其有效成分的血药浓度，研究干扰因素多，因此面临很多不同于化学药物研究的困难和问题。鉴于传统血药浓度法的局限性，我国学者提出应用生物效应法（药理效应法、药物累积法、微生物指标法）间接推算中药的时–量关系，这一方法开创了中药药物动力学的新局面。近年来，证治药动学（包括辨证药动学和复方效应成分动力学）、中药复方霰弹理论、中药胃肠动力学、药动学–药效学结合模型、中药血清药理学–血清药物化学结合研究、中药多组分整合药动学等新理论、新学说与新观点的出现推进了中药药物动力学研究，也使其逐渐形成自身的理论体系。中药药物动力学在临床给药方案制定、中药药物配伍研究、中药药效作用机制与物质基础发现、中药新制剂与新剂型的开发研究、中药安全性的评价等方面日益广泛的应用，不仅对用现代科学阐明中医药的内涵有重要意义，而且对不断发扬光大中医药学也起着越来越重要的作用。

（六）药物动力学与药物设计

药物化学的研究成果为药物动力学提供了研究对象，而药物动力学研究又为药物的设计、筛选和评价提供了科学依据。药物的体内过程较大程度上取决于药物的化学结构，通过研究与药物化学结构相关的体内过程，建立药物结构、药物动力学和药效学的相关关系，有助于设计体内过程合适、疗效理想的新药。如抗生素氨苄西林在胃酸pH值条件下稳定，但吸收不好，生物利用度仅为30%～50%。通过在苯环上引入羟基形成阿莫西林后生物利用度可达到90%。此外，对代谢产物结构及其活性进行研究有助于发现新的药物。如对-乙酰氨基酚是非那西丁的O-去乙基代谢产物，比非那西丁具有更强的解热镇痛作用，并且不引起高铁血红蛋白血症和溶血性贫血。通过对地西泮代谢产物的研究，得到了系列的活性代谢物，这些产物中有许多已在临床上应用。

近年来手性药物动力学、生物技术药物药动学的研究亦有很大进展。手性药物在药物中占有相当大的比例，据报道，天然或半合成的药物几乎都具有手性，其中98%以上为单一对映体，而全合成药物40%具有手性。目前使用的化学药物很多是对映体的混合物。同时手性也是生物体系的一个基本特征，很多内源性大分子物质如酶、载体、受体、血浆蛋白和多糖等都具有手性特征。药物与这些生物大分子以三维立体形式结合，由原来的对映体变成了一对非对映异构体结合物，理化性质发生较大的变化，造成了药物效应及强度的差异。一些研究已证明，在一对手性异构体中，往往仅一种异构体具有药理活性，而另一种活性较低或无活性，甚至可能产生明显的毒副作用。人们也发现有时以不同途径给药后，药效的差异有时不能由血中药物浓度的差异来很好地解释，原因之一就是药酶的立体选择性使不同对映体受到的首过效应不同，造成进入血液的对映体间配比发生了变化，因此同一浓度药物的作用强度不再相同。手性药物在分子水平上与大分子内源性物质相互作用，生成理化性质明显不同的非对映异构体结合物，可导致药物动力学参数发生改变；在器官水平上，立体选择性综合作用也导致药物动力学参数的变化。例如，手性药物与血浆蛋白的立体结合以及与肝脏药酶系统的立体相互作用，其综合结果可能导致肝脏清除率改变；血浆蛋白对药物的立体选择以及肾小管分泌时主动转运过程中载体对药物的立体选择的综合结果可能导致肾清除率改变。从整体来说，药物的生物利用度、消除半衰期、表观分布容积等药物动力学基本参数的变化，可以看作是手性药物分子与机体相互作用达到平衡时的外在表现。手性药物动力学的研究不但可认清手性药物体内处置过程的本质，指导合理用药，而且对手性药物是否要以单一对映体形式开发上市，以及合理设计手性药物制剂均有指导作用。

　　生物技术药物是目前最活跃和发展最迅速的新药研究领域。据不完全统计，自2000年以来美国和欧洲新批准上市的生物技术药物超过55个，超过以往增长速度。生物技术药物与传统化学药物不同，其产生和构思是生物药学和生物医学学科理论及实验发展的产物，每大类和每种生物技术药物都有各自的理论、假设或作用机制的背景，具有深思熟虑的创新特点。生物技术药物中由氨基酸组成的蛋白与多肽类药物，与天然或合成的小分子药物相比，具有相对分子质量大、不易透过生物膜、易在体内酶解、降解代谢途径多样等特点，因而在生物体内的药物动力学机制有其特殊性和复杂性。作为生物技术药物研究发展的组成部分和重要环节，关于该类药物药动学机制的研究也必须解决面临的新问题并有所创新。

　　由于生物技术药物结构复杂，用量很小，其活性往往与内源性蛋白相同（或相似），也依赖于二级、三级，有时甚至是四级的复杂结构，用目前的分析技术和有效性测试的方法还不能完全确定这些结构，而药物动力学研究手段在评价这些药物方面具有一定优势，因此在新生物技术药物产生和发展中占有重要地位，起到了重要的作用。如对以重组基因技术进行结构修饰、进行唾液酸化和聚乙二醇化、与抗体Fc结合融合修饰、与药物或放射性"弹头"偶联产生的新药进行药物动力学研究，证实它们是药动学性能更好的新一代速效、长效或增效药物；在药物动力学基础上的生物等效性研究加速了生物技术药物从天然提取、合成、半合成产品向重组产品更新换代的进程；药物动力学和药效学的结合优化了给药方案，达到满意的治疗效果。总之，药物动力学研究为新生物技术药物构思与创新提供了科学依据，为今后发展提供了新启示；而层出不穷的创新构思和新药，又为药物动力学理论与研究方法提出了新课题，成为推动药物动力学发展的动力。

第三节 药物动力学的基本概念

药物动力学是应用动力学原理研究药物体内过程、速度、规律的科学，因此在研究中经常涉及速度类型、数学模型及参数等基本概念。

一、药物体内转运的速度过程及特征

药物通过各种给药途径进入体内后，体内药量或血药浓度随时间发生变化，因而涉及到速度、过程。在药物动力学研究中，通常将药物体内转运的速度过程分为以下三种类型：

（一）一级速度过程

一级速度过程系指药物在体内某部位的转运速度与该部位的药量或血药浓度的一次方成正比，也称一级动力学过程。一级速度过程又称为线性速度过程，一般可以较好地描述多数药物在常用剂量下体内转运的速度规律，药物的吸收、分布、代谢与排泄过程多为或近似为一级动力学过程。由于经典药物动力学主要利用线性速度的原理，把药物在体内的动力学过程用线性微分方程来描述，故也称之为线性药物动力学。

（二）零级速度过程

零级速度过程系指药物的转运速度在任何时间都是恒定的，与药量或浓度无关。临床上恒速静脉滴注的给药速度以及理想的控释制剂中药物的释放速度均为零级速度过程。某些药物使用超大剂量使酶系统处于完全饱和状态时其体内转运过程亦为零级速度过程。

（三）非线性速度过程

非线性速度过程系指某些药物浓度较高时，转运速度受酶容量或主动转运载体数量的限制而不符合线性速度过程，称之为非线性速度过程，亦称Michaelis-Menten型速度过程或米氏动力学过程。此过程通常在高浓度时呈现零级速度过程，而在低浓度时呈现一级速度过程。研究该速度过程的动力学称之为非线性药物动力学。

二、药物动力学模型

药物进入机体后，处置过程涉及药物在体内的吸收、分布与消除，因此机体各部位的药物浓度始终处于不断变化之中。药物在体内的命运是这些处置过程综合作用的结果，虽然变化很复杂，但仍遵从一定的规律。为了定量地描述药物在体内的动态变化，常常需要借助数学原理和方法来系统地阐明体内药量（或浓度）随时间变化的规律性，即建立体内药物变化的数学模型。用数学方法模拟药物在体内吸收、分布与消除的速度过程而建立起来的模型，常称为药物动力学模型。其中包括房室模型（亦称隔室模型）、非线性药物动力学模型、生理药物动力学模型、药理药物动力学模型等。最常用的是房室模型。

（一）房室模型理论

房室模型理论（或称隔室模型理论）从速度论的角度出发，建立一个数学模型来模拟机体。它将整个机体视为一个系统，并将该系统按照体内过程和分布速度的差异划分为若干个房室，把机体看成是由若干个房室组成的一个完整的系统，称之为房室模型。

药物受本身结构和机体条件等的影响，在机体内的分布情况一般可分为两种类型。一类药物进入体内后，能迅速向各组织器官分布，很快在血液与各组织器官之间达到动态平衡，即药物在全身各组织部位的转运速度是相同或相似的，此时可以把整个机体视为一个房室，称为一室模型或单室模型。单室模型并不意味着机体各组织在任何时刻的药物浓度都相等，而是指各组织药物浓度能随血药浓度的变化平行地发生变化。体内动力学特征符合单室模型的药物通常被称作"单室模型"药物。

而另一类药物在吸收后，只能很快进入机体的某些部位（主要是血流丰富的某些组织器官，如心、肝、脾、肺、肾脏等），而较难进入另一些部位（特别如脂肪、骨骼等血流较少的组织），药物要完成向这些部位的分布，需要一段较长的时间。对于这种情况，可根据分布速度的快慢将机体划分为两个房室：第一房室包括血液以及药物瞬时分布的组织，称为中央室或中室；第二房室则包括那些药物慢分布的区域，称为周边室或外室。这类药物则被称为二室模型或"两室模型"药物。如果在上述第二房室中又有一部分组织、器官或细胞内药物的分布特别慢，则还可以从第二房室中划出第三房室，分布稍快些的可称为"浅外室"，分布最慢的则称为"深外室"，由此形成三室模型。据此，可以将在体内分布速度有多种水平的药物按多室模型进行处理。一般而言，单室模型和两室模型较为常用，这两种模型在数学处理上也比较简单。多室模型由于数学处理相当繁琐，因而应用受到限制。

房室模型的划分可由以下两种药物静脉注射后血药浓度经时变化曲线来描述。水杨酸钠静脉注射后血药浓度–时间半对数曲线，其数据点线性关系良好，说明血药浓度–时间曲线为单指数函数曲线，可认为该药物静注后立即达到分布上的动态平衡，血药浓度降低仅受药物的消除速度常数影响，是按单室模型处置的药物。而灰黄霉素静脉注射后的血药浓度–时间半对数曲线，整个数据点的线性关系明显不同于第一种情况，开始曲线下降快，过折点后下降减慢并呈直线，说明血药浓度–时间曲线为双指数函数曲线，即开始时药物在组织内分布未达到动态平衡，此时体现的是分布和消除两个过程的综合作用，经过一段时间后分布达到动态平衡，仅存在消除过程，受消除速度常数影响而呈直线下降，是按两室模型处置的药物。这些特征也是判别单室模型和两室模型（或多室模型）的重要依据。

由于房室模型中房室的划分主要是依据药物在体内各组织或器官的转运速度而确定的，只要药物在其间的转运速度相同或相似，就可归纳成为一个房室，但要注意这里所指房室只是数学模型中的一个抽象概念，并不代表解剖学上的任何一个组织或器官。如由于药物向中枢神经系统转运的特殊性，则脑组织可以划为中室，有时又可划为外室。因此房室模型的划分具有抽象性和主观随意性。同时房室的概念又与体内各组织器官的生理解剖学特性（如血流量、膜通透性等）有一定联系。同一房室中的各组织部位的药物浓度不一定相同，但药物在其间的转运速度应是相同或相似的，所以对某个具体药物而言，其体内过程房室模型的准确判定，必须经过实验结果来确证。

（二）生理药物动力学模型

在经典房室模型理论中是按照药物在体内分布速度等因素来划分房室，不具生理解剖学意义，因此具有很多局限性。它不能直接了解不同组织间药物浓度的真实情况。当体内有对药物具有高亲和力的组织器官以及特殊的药物效应靶器官或毒性靶器官存在时，房室模型则不能描述药物特殊的体内过程。

生理药物动力学模型是建立在生理学、生物化学、解剖学及药物热力学性质基础上的一种整体模型，它将每个相应的组织器官单独作为一个房室看待，房室间借助于血液循环连接，每一组织器官中药物按血流速度、组织/血液分配系数进行转运，并遵循物质平衡原理，以此为基础进行药物动力学实验数据处理。

理论上用生理药物动力学模型可以预测任何组织器官中药物浓度及代谢产物的经时过程，能定量地描述病理、生理参数变化对药物处置的影响。生理药物动力学研究一般在动物中进行，求得一些参数后，以动物类比法在种属之间互相推算，亦可以推展至人，从而预测药物在人体血液及组织中的浓度。

三、药物动力学的基本参数

（一）消除速度常数

消除指体内药物从测量部位不可逆地消失，它包括代谢与排泄过程。消除速度常数又称为表观一级消除速度常数，常以 k 表示，其单位为时间的倒数，如 min^{-1} 或 h^{-1} 等。k 值的大小可衡量药物从体内消除速度的快慢，它也反映了体内药物总消除情况，包括经肾排泄、胆汁排泄、生物转化，以及从体内其他可能途径的消除。因此，k 为各个消除过程的速度常数之和：

$$k = k_e + k_b + k_{bi} + k_{lu} + \cdots \tag{2-1}$$

式中，k_e 为肾排泄速度常数；k_b 为生物转化速度常数；k_{bi} 为胆汁排泄速度常数；k_{lu} 为肺消除速度常数。

速度常数的加和性是一个很重要的特性，可根据各个消除途径的速度常数与 k 之比，求得各个途径消除药物的分数。

（二）生物半衰期

生物半衰期是指体内药量或血药浓度降低一半所需的时间，又称半衰期或消除半衰期，常用 $t_{1/2}$ 以表示。例如，某单室模型药物静脉注射后，将其血药浓度数据在半对数坐标系中作图。从曲线上任何一个浓度开始降低50%所需的时间，即为药物的生物半衰期。药物的生物半衰期与消除速度常数一样，可以衡量药物消除速度的快慢。如单室模型药物在一定的剂量范围内，以一级速度消除，其半衰期公式为：

$$t_{1/2} = \frac{0.693}{k} \tag{2-2}$$

不同药物的半衰期可能相差很大，例如水杨酸为0.25小时，戊巴比妥为48小时，而洋地黄毒苷则长达200小时。即使结构相似的药物，其生物半衰期也相差很大，如磺胺噻唑的生物半衰期为2.5小时，而磺胺二甲氧嘧啶为40小时。生物半衰期除了与药物结构性质有关外，还与机体消除器官的功能有关。总的来说，同一药物在正常人体内的半衰期基本上是相同的，而消除器官功能的变化，将会直接导致半衰期的变化。因此，在疾病状态下，生物半衰期的改变是调整给药方案的重要参考依据。

（三）表观分布容积

表观分布容积（V）是指药物在体内达到动态平衡时，体内药量与血药浓度间相互关系的一个比例常数，单位为L或L/kg。对于单室模型药物，表观分布容积（V）是指某时间体内药量（X）与血药浓度（C）的比值：

$$V = \frac{X}{C} \qquad\qquad （2-3）$$

上式表明，表观分布容积是在测定的血药浓度前提下，假设体内药量按此血药浓度均匀分布于全身各组织时所需体液的体积。因此，表观分布容积不能看成是药物在体内分布的真正容积，因为药物在体内真正分布的容积不会超过体液量（人体总体液约占体重的60%，如70 kg体重的人体液约42 L），而不同药物的表观分布容积则可从几升至几百升。因此，表观分布容积不具有生理学和解剖学意义。但表观分布容积与药物的蛋白结合率及药物在组织中的分布等密切相关，可以用来评价药物体内分布的程度。如V值小表明药物在血中浓度高，则在体内分布范围有限，组织摄取也少；如V值大则可能是药物在体内分布广泛，或者药物与生物大分子大量结合，或兼而有之；如V值极大也有可能说明药物在某特定组织中蓄积。

（四）清除率

药物从机体内消除的情况，除了用消除速度常数（k）、半衰期（$t_{1/2}$）以及其他一些速度常数来表示之外，清除率（CL）也是表示药物从机体内消除的一个重要参数。

药物清除率定义为单位时间内机体清除的含有药物的血液或血浆的体积，单位为mL/min。清除率表示从血液或血浆中清除药物的速率或效率，可用公式（E代表消除）表示。注意CL并不表示被清除的药量，每分钟所清除的药量等于清除率与血药浓度的乘积。

药物从机体内消除常常有一个以上的途径，因此药物在体内的清除率分为总体清除率（CL）、肝清除率（CL_h）、肾清除率（CL_r）和其他途径的清除率

（CL_{other}）。总体清除率等于药物各个途径清除率的总和。多数药物在体内是通过在肝脏的生物转化和（或）原形药物被肾脏排泄而清除的，因此药物的总体清除率（CL）常被认为近似等于肝清除率（CL_h）与肾清除率（CL_r）之和：

$$CL = CL_h + CL_r \qquad (2-4)$$

临床药物动力学中，总体清除率是十分重要的参数，在制订与调整给药方案时特别重要。总体清除率有多种计算方法，例如对于单室模型药物为：

$$CL = kV \qquad (2-5)$$

针对静脉注射给药、血管外给药、静脉滴注给药、多次给药的不同情况，CL可由其他药物动力学参数求得。

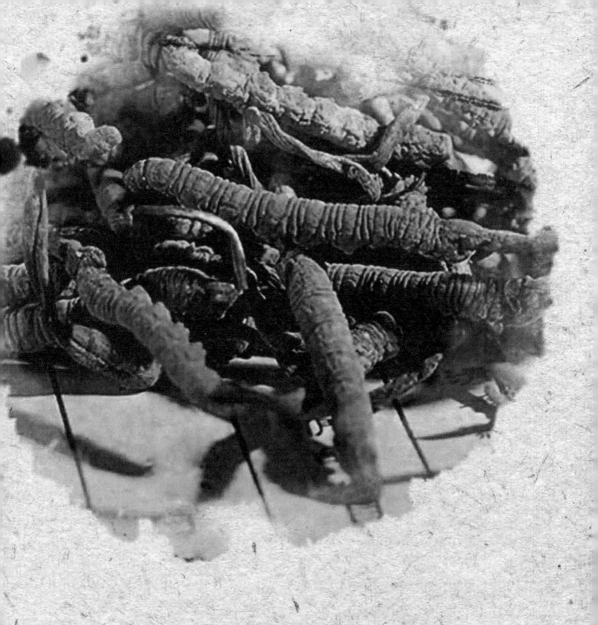

第三章　治疗药物监测

第一节　治疗药物监测概述

一、治疗药物监测的临床意义

治疗药物监测（TDM）的目的是在发挥最佳药物疗效的同时，将不良反应控制在最小限度，以保证临床用药安全、有效。TDM是临床药学工作的一个重要方面，是临床医师制订个体化给药方案的依据，也是临床药师为患者提供药学监护的重要手段，对提高临床药物治疗水平具有重要意义。

（一）为个体化给药提供依据

临床对某一患者给予药物治疗时，多采用来自群体统计的平均剂量。众多的临床实践表明，不同的患者使用相同的平均剂量常常呈现出不同的疗效，有时甚至出现毒副反应。这与很多因素有关，诸如个体差异、生理病理、药物制剂方面等因素均影响药物的体内过程，造成相同剂量的药物给予不同个体后出现不同的血药浓度模式，最终影响到临床疗效。TDM技术的出现，使按照血药浓度设计和调整个体化给药方案成为可能，从而增加了药物治疗的安全有效性。

（二）为药物中毒诊断提供依据

有相当数量的药物临床疗效好，但安全范围较窄，如缺乏有效的药物监控手段，存在一定的用药风险。药物的不良反应与血药浓度密切相关，TDM对于药物中毒的诊断具有重要意义，特别是对于临床缺乏观察指标不能及时确诊的中毒病例。

（三）为联合用药提供依据

临床上为了提高疗效、减轻毒副反应、缩短病程，常同时或相继给予患者两种或两种以上药物，特别是在一些综合性疾病和慢性病中更为多见。实践证明，确有不少的合并用药已在临床上取得满意的疗效，但合并用药中所产生的不利的相互作用也不可忽视。随着TDM工作的进展，药物相互作用已成为合理用药中必须考虑的因素之一。

（四）评价患者用药依从性的手段

患者依从性是指患者对医师用药实效的信任程度。临床疗效不仅取决于医师的正确用药与否，还取决于患者是否合作、是否按照医嘱用药。临床治疗中，常发现一些患者治疗效果与用药间呈不相关或相反关系，其中很大一部分原因可能是患者依从性差，不遵医嘱按时按量服药所致。TDM是判断患者用药依从性的有效手段，通过监测患者的体内药物浓度，可将依从性提高到90%以上。

（五）评价制剂质量的手段

药剂的质量直接影响药物的生物利用度，即药物进入血液循环的速度和程度。药剂学因素与药物疗效密切相关，如药物的解离度、脂溶性、粒径、晶型、溶出速率、剂型、辅料等在很大程度上影响药物的吸收。同一药物不同剂型，同一剂型不同制剂工艺，其吸收速度和血药浓度也会有很大差异。一些所谓的"纯中药"制剂，非法添加了西药，导致患者服用后可能发生严重不良反应。通过TDM评价，可判断药物的质量和真伪，发现影响药效的药剂学因素，以达到预期的治疗效果。

二、血药浓度与药理效应

对于大多数的药物，药理效应的强弱和持续时间取决于活性药物在受体部位的浓度维持。直接测定受体部位的药物浓度，不仅样本的采集难度大，还要受到医学伦理道德规范的限制，不具备临床可行性。由于血药浓度与细胞外液及细胞内药物浓度之间存在可逆平衡，一般来说可通过测定血药浓度来间接反映药物在受体部位的浓度。

血药浓度和药理效应之间存在相关性，但并不意味着简单的比例关系，由于多种因素的影响，两者之间的关系往往呈现出一定的复杂特性。临床用药时，必须对血药浓度和效应的相关模式进行了解，加以考虑；在进行TDM时必须根据具体的药物选择合适的目标测定物，才能正确反映浓度效应关系，制订出正确的给药方案。

（一）血药浓度与药效的相关模式

1. 血药浓度与药效呈直接关系

对于多剂量给药，在达到稳态的情况下，血液中药物浓度与作用部位浓度达到平衡状态，这时可以用纯粹的药效学模型来描述血药浓度-药效关系，包括固定效应模型、线性模型或对数线性模型、E_{max}模型或S形E_{max}模型等。

如对数线性模型，它描述的是体外药理试验所观察到的、经典的浓度-效应关系，可由药物受体相互作用理论推出，适用于大多数药物。它指出在20%～80%最大效应范围，效应强度和血药浓度的对数呈现近似的线性关系，即：

$$E = A \lg C + B \tag{3-1}$$

式（3-1）中，E为效应强度，C为血药浓度，B为常数。在图3-1所示的E-lgC曲线中，两条直线段之间的部分可用上述方程来近似描述。此时，就可以通过监测血药浓度的经时变化来预测药理效应的变化规律。

但是，通过对数线性模型无法对最大药理效应做出预测。从图3-1中可以看出，随着血药浓度不断升高，药理效应的增加趋势逐渐减小，最终趋向于一个恒定的最大值，这种变化是非线性的，可用S型E_{max}模型来描述，符合A.V.Hill提出的如下方程：

$$E = \frac{E_{max} g C^s}{EC_{50}^s + C^s} \tag{3-2}$$

式（3-2）中，E为效应强度，C为血药浓度，E_{max}为可能的最大效应，EC_{50}为产生50%最大效应时所对应的血药浓度，s为描述E-lgC曲线峭度的参数。S形E_{max}模型可以更精确地拟合药效随血药浓度的变化，对于最大药理效应的预测、有效血药浓度范围及药理效应变化幅度等的分析具有较大的指导意义。

2. 药效滞后于血药浓度变化

有些时候，药理效应和血药浓度之间的关系无法用如上所述的S形曲线来拟合，而是存在药理效应滞后于血药浓度的升高，即滞后现象。某些药物在单剂量给药的情况下，药理效应滞后于血药浓度最为常见，这种滞后现象是由多种原因引起的。

（1）药物向效应部位分布需要一定的平衡时间：效应部位所在机体组织的生理特性直接影响到药物的起效时间。如果效应部位血流充盈，有足够的血流量和较快的流速，则效应部位药物浓度和血药浓度可以快速达到平衡。如果效应部位处于血管分布较少、血流慢、流量小的周边室，药物进入作用部位的速度很慢，一定的时间后体内浓度才能逐步趋向平衡。这种情况下，就会出现药理效应滞后于药物浓度的现象。如静脉给予地高辛后，血药浓度一开始便处于峰值状态，而地高辛向作用部位心肌的分布一般需要6小时左右才能达到平衡，在血药浓度较低的时候呈现出最大药理效应。

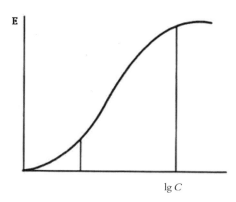

图3-1 E-lg C曲线

（2）药物的间接作用：不少药物到达效应部位很快，但起效很慢，这是由于药物要通过间接作用于某一活性介质起效，这种过程需要一定的时间，所以血药浓度的变化和药理效应的变化在时间上可能不一致。根据药物是影响介质的合成还是消除，以及介质是起抑制还是促进作用，又可将血药浓度-效应关系细分为不同的模式，在临床用药时，应根据药物作用机制具体考察。比较经典的示例是华法林的抗凝血效应，华法林可抑制凝血酶原复合物的合成，使其体内浓度降低而产生抗凝作用，但华法林不影响凝血酶原复合物的分解，而这种分解过程速度很慢，所以通常在给药后数日才呈现出最大抗凝作用。

3. 效应超前于血药浓度变化

一些药物的血药浓度与药物效应不同步变化，效应超前于血药浓度变化。如果按时间顺序进行浓度-效应一对一作图，得到曲线呈顺时针滞后环。

造成这种现象的原因与下述因素有关：

（1）快速耐受性。

（2）形成抑制代谢物。

（3）立体选择性代谢仍然用消旋体表示。

（二）目标测定物的选择

1. 总体药物

目前绝大多数TDM测定的是药物总浓度，即游离药物浓度与蛋白结合的药物浓度总和。药物进入血液循环后，只有游离药物可以通过细胞膜而发挥药理作用。在一般情况下，药物在有效血药浓度范围内的血浆蛋白结合率比较恒定，总浓度水平基本上可以反映游离药物浓度，不会影响血药浓度和药理效应的相关性。

2. 游离药物

某些疾病可改变药物的血浆蛋白结合率：如尿毒症、氮血症、低蛋白血症；肝、肾功能疾病导致血浆蛋白的浓度降低和内源性蛋白结合抑制物增多；外科患者术后、炎症会提高 α-酸性糖蛋白水平，增加碱性药物结合率。有些药物由于性别、年龄及存在血浆蛋白结合位点的遗传变异，导致血浆蛋白结合率具有明显的个体差异。具有高血浆蛋白结合率及低清除率的药物，当药物剂量达到一定量时其蛋白结合发生饱和，可导致非线性药物代谢动力学。在这些特殊情况下，药物的总浓度无法正确反映游离药物水平，这时就需要测定游离药物浓度。

3. 活性代谢物

在一般情况下，由于活性代谢产物的体内浓度很低，不会对药物作用产生较大影响。然而对于前体药物来说，母药本身是无活性的，在体内经过生物转化后才具有药理活性，在进行血药浓度监测时应测定其活性代谢物浓度。某些药物当活性代谢产物浓度较高、活性较强或由于某种原因在体内蓄积时，就有可能改变药理效应的强度或性质，导致血药浓度与药理效应之间的不平衡现象。这时应对活性代谢产物的存在给予足够的重视，在进行血药浓度监测时，应该同时测定原药和代谢物的浓度。

4. 对映体

某些药物分子中因含有不对称碳原子而构成手性中心，即手性药物，有左旋体和右旋体之分。因其空间立体结构不同，对映体在体内的吸收、分布、代谢和排泄过程具有立体选择性，该差异常常导致对映体之间血药浓度的个体差异，同时药物对映体的药理性质也经常不同，而目前临床一般采用外消旋体给药，容易导致血药浓度与药理效应之间的不平行。如维拉帕米口服时存在立体选择性首关效应，能引起房室传导负性频率作用的S-对映体被优先消除，因此口服给药活性对映体的比例与静脉给药相比显著降低，导致口服给药需要较高的血浆总浓度才能达到同等疗效。

随着对映体分离和定量药物技术迅速发展，对某些药理或毒理作用个体差异较大的药物对映体进行血药浓度监测的研究渐多，如普萘洛尔、维拉帕米、苯巴比妥、华法林等药。

三、有效浓度范围

临床上通常把能够获得治疗效果的最低血药浓度称为最低有效浓度（MEC），把产生毒副反应的最低血药浓度称为最大安全浓度（MSC），这两个浓度之间的范围称为有效血药浓度范围，常称之为治疗窗。有效血药浓度范围是评价药物疗效的标准，药物治疗的基本原则就是使患者体内的血药浓度尽快达到有效血药浓度范围，并尽可能在这一范围内维持足够长的时间。在进行TDM之前首先必须建立药物的有效血药浓度范围，以此作为调整血药浓度、设计给药方案的依据。

需要指出的是，有效血药浓度范围是一个相对的概念，即在此浓度范围内，产生希望的临床反应的概率相对较高，产生毒性反应的概率相对较低。另外，有效血药浓度范围是通过对典型患者群体的治疗数据进行统计分析而获得的，并不适用于每一个具体的个人。如前所述，很多因素（如个体差异、合并用药、病理变化等）都可能改变血药浓度与药理效应之间的相关性，致使有效浓度范围在个体内产生显著的偏差。

为了避免死搬硬套有效浓度范围造成的治疗失误，近年来提出了目标浓度范围这一新的概念。与有效浓度范围不同，目标浓度没有绝对的上下限，也不是群体治疗数据的统计结果，而是根据患者的具体病情和药物治疗的目标效果，为具体患者设定的血药浓度目标值。目标浓度的设定必须综合考虑治疗指征、患者的各种生理病理学参数、该类患者以往的救治经验以及患者的反应。相比而言，目标浓度显然更加注重血药浓度与药理效应之间相关关系的个体化。

第二节　治疗药物监测的临床应用

一、治疗药物监测的指征

TDM具有重要的临床价值，但它并不适用于所有的药物，一般来说，临床需要进行TDM的药物应该符合以下的基本条件：①血药浓度变化可以反映药物作用部位的浓度变化。②血药浓度与药理效应之间具有明确的量效关系。③临床上缺少及时的、易观察的、可量化的疗效指标。④有效血药浓度范围已经建立。

在此基础上，具体的临床指征主要有以下几种情形：

（一）具备特殊药物性质

1. 治疗指数低的药物

治疗指数是衡量药物安全性的指标，常用半数致死量（LD_{50}）和半数有效量（ED_{50}）的比值来表示。治疗指数低的药物就是血药浓度安全范围窄，毒性反应强的药物，如强心苷类、氨基糖苷类抗生素、抗癫痫药等。

2. 具有非线性药物代谢动力学特征的药物

某些药物当血药浓度达到一定水平后，出现饱和限速，剂量的少量增加就可导致血药浓度不成比例地大幅度增加，半衰期显著延长，易使药物在体内蓄积，产生毒性不良反应，如苯妥英钠、氨茶碱等。

3. 血药浓度个体差异大的药物

有些药物的体内过程由于受生理、病理和遗传等多种因素的影响，按同一剂量给药后个体间血药浓度差异较大，如三环类抗抑郁药等。

（二）存在改变药物代谢动力学的因素

1. 病理状况显著改变体内过程

肝功能不全患者使用主要经肝代谢的药物（普萘洛尔、硝苯地平等），肾功能损伤患者使用主要经肾排泄的药物（氨基糖苷类抗生素等），低蛋白血症患者使用血浆蛋白结合率高的药物（苯妥英钠、胺碘酮等），以及胃肠功能不良患者口服某些药物（环孢素等），药物的体内过程可能发生改变。

2. 需要长期用药

长期服药的患者顺应性可能下降；生理、病理因素的改变可使血药浓度受到影响，有些药物长期使用可能会出现耐药性形成或者代谢酶活性改变的情况，均可能需要通过TDM重新调整剂量。

3. 合并用药产生药物代谢动力学相互作用

药物的相互作用可改变药物的药物代谢动力学过程而影响疗效，需要通过TDM进行剂量调整。如促胃肠动力药缩短地高辛在吸收部位停留时间，使地高辛吸收减少；肝药酶抑制剂酮康唑与环孢素合用，使其谷浓度升高。

（三）存在特殊临床表现

1. 怀疑药物中毒

药物的中毒症状与剂量不足的症状类似，临床难以区分的情况。如地高辛可以用于治疗室上性心律失常，但也具有引发室上性心律失常的毒性反应；苯妥英钠中毒症状也可以表现为抽搐，与癫痫发作症状相似。TDM有助于对临床具体情况做出正确的判断。

2. 经验剂量下异常反应

有些药物在一般情况下不需进行TDM，但在出现常规治疗剂量无效或常规剂量下出现毒性反应的特殊情形时，可以通过TDM提供定量指标，帮助临床查找原因、采取适当措施。

二、治疗药物监测的流程

TDM流程可分为申请、采样、测定、数据处理及结果分析五个步骤。

（一）申请

临床医师和临床药师根据患者的疾病特征及使用药物，确定患者是否需要进行TDM。由医师提出TDM申请并填写申请单，至少应包括下述内容：

（1）患者的基本信息，如姓名、开立科室、门诊号或住院号等。

（2）提出申请的医师姓名。

（3）测定样本的类型。

（4）申请的检测项目。

（5）样本采集时间和实验室收到样本的时间。

（6）患者的临床资料，包括性别、年龄、初步诊断等。设计完善的申请单应包含足够的信息以利于药师对检测结果进行解释。

（二）采样

临床医师提出TDM申请后，护士根据医嘱按照有关要求采集样本，并将其尽快送交TDM实验室，以保证药物在生物样本中的稳定性。不能及时送检时应放入冰箱冷藏；如需较长距离运送，应将密封的标本装入聚乙烯塑料袋，放入冷藏箱内运输。

（三）测定

TDM实验室收到样本后，应按要求对样本进行验收，对不合格的样本予以拒收，对符合要求的样本应在规定时间内按照标准操作规程进行处理、测定。

（四）数据处理

TDM实验室对获得的药物浓度数据进行分析判断，必要时采用药物代谢动力学公式或软件进行处理，给出有关的药物代谢动力学参数。

（五）结果分析

临床药师根据TDM结果和患者的临床表现，进行解释，并与临床医师一起制订个体化给药方案。TDM的结果分析是非常重要的环节，正确地解释TDM的结果，才能正确地指导临床用药。TDM结果的应用原则：

1. 正确解释TDM结果

在进行TDM测定之前，药师通常会根据患者所服药物剂量对患者血药浓度做出预测，如果实测结果高于或低于预测结果，应从各方面查找原因。在药师方面，应对测定方法、操作、报告填写是否准确进行核查。在患者方面，应充分考虑患者的病理、生理状态以及个体特征等相关信息，如患者是否按医嘱服药；患者是否同时患其他疾病或肝肾功能不良等。在药物方面，应明确初始给药方案、清楚影响血药浓度的各种因素的作用，如药物制剂的生物利用度是否存在变化；合并用药是否存在药物相互作用；患者对药物敏感性的个体差异等。

2. 综合考虑TDM结果和临床症状

TDM的目的是为患者服务，为临床提供合理用药的指标和依据，所以TDM结果的解释不能仅依赖于单纯的数据而脱离具体患者的临床表现。无论测定结果是否在治疗血药浓度范围，都应该结合患者临床症状来决定是否需要调整药物剂量。

三、生物样本的采集

（一）生物样本的种类

1. 血液

TDM中应用最多的血液样本，包括全血、血浆、血清。血浆是全血加入各种抗凝剂后经离心所得，其量约为全血量的一半。血清是血液凝固后析出的澄清黄色液体，为全血量的30 %～50 %。全血样本应使用加入抗凝剂的采血管，防止凝血。对于大部分的药物，血浆药物浓度与药物在受体部位浓度密切相关，可以用于计算药物代谢动力学参数，指导临床用药。有些药物进入体循环后在红细胞中分布比例较大，其血浆浓度与红细胞浓度没有正比关系，在进行TDM时就应该选择全血样本。

2. 其他体液

在特定情况下，TDM也可采用其他体液样本，包括尿液、唾液、脑脊液药物浓度等。

如采用唾液样本进行TDM，其优点在于：

（1）简便。通过无创伤技术收集样品，患者无痛苦、无感染，且多次收集样品患者无不适。

（2）可靠。因为血浆中药物浓度通常代表结合和未结合药物之和，而从唾液中测得的药物浓度近似游离药物浓度，能更真实地反映出药物的治疗作用。但唾液药物浓度受到很多不确定因素的影响，如唾液的流速、流量、pH、采集方法、样品的污染以及各种病理生理因素，仅唾液药物浓度与血液药物浓度相关性良好且比值恒定的药物方可使用唾液替代血液，作为监测药物浓度的标本。唾液的自然采样一般在漱口后15 min，为了在短期内得到大量样品，可在采样前采取物理刺激法或化学刺激法促进唾液分泌。

由于标本采集的难度和浓度-药效相关性问题，体液药物浓度测定一般不作为TDM常规监测手段，而是主要应用在药物中毒的定性与定量分析方面，这开拓了TDM的一个新领域。如果怀疑患者有药物过量的情形，可以通过检测其血、尿、消化液中是否含有某种药物进行快速定性，一旦确定存在某类药物后马上展开定量分析，这对治疗中及时采取正确、有效的救护手段是极为有益的。

（二）样本采集时间的选择

药物应用于人体后，血药浓度按照一定的规律随时间而变化，这是一个动态过程。取样时间正确与否对血药浓度测定结果的解释、给药方案的设计和调整都有着重大关系。在TDM工作中必须重视取样时间的选择，如果随意确定采样时间，则获取的相关信息是毫无临床价值的。取样时间是由许多因素决定的，在取样前必须充分掌握相关的临床资料，仔细分析后再做决定。一般应根据监测的目的、要求以及具体药物的性质来确定。

1. 根据临床需要确定取样时间

首先要了解测定血药浓度的原因。如果是怀疑药物中毒，一般测定峰时血药浓度，假如情况紧急，也可以根据需要随时采血。如果要根据血药浓度判断药物的治疗效果，通常需要在多剂量给药达到稳态血药浓度后取血，采用谷浓度。

如果希望尽早调整剂量，应在单剂量给药后的平稳状态，即药物的消除相取血。

2. 药物特性

取样时间的选择还应顾及具体药物的特性。

（1）对半衰期较短或不良反应严重的药物，为避免毒性反应的发生，最好同时考察谷浓度和峰浓度。很多药物的毒性反应和峰浓度相关性较好，但也有例外。如氨基糖苷类抗生素表现为峰浓度依赖性的杀菌活性，但同时在治疗中和治疗后易呈现谷浓度依赖性的可逆性肾毒性和通常不可逆性耳毒性，在确定该类药物的TDM取样时间时，应对此加以考虑。

（2）对谷浓度与药物疗效相关性差的药物，则须另选监测时间点，如环孢素。研究表明，环孢素的血药浓度-时间曲线下面积（AUC_{1-12}）与移植排斥显著相关，但AUC_{1-12}监测难度大，所需费用高，临床监测难以实现。临床早期采用服药前浓度（C_0）作为监测指标，应用中发现C_0与移植排斥相关性较差。研究表明，服药后两小时血药浓度（C_2）与AUC_{0-12}相关性高于C_0，但目前C_2的有效浓度范围报道较少，仅凭单纯的C_2监测指导给药，容易导致剂量过低而引起治疗失败。而同时监测C_0和C_2，可更好地反映环孢素体内处置状况，用C_2/C_0作为评价移植器官功能恢复和监测环孢素肝毒性的指标，更具有临床指导意义。

3. 给药途径、剂型等的影响

不同给药途径，如静脉注射、肌内注射、口服由于药物吸收过程不同，可直接影响血药浓度的达峰时间。普通制剂和缓控释制剂的吸收速度快慢不同，也会使达峰时间发生改变。如果需要测定药物的峰浓度，则必须对这些因素加以考虑。

四、影响血药浓度的因素

在治疗过程中，各种因素影响着血药浓度的变化，在进行临床药物监测时，必须充分掌握患者的生理、病理、用药情况等各种资料，仔细分析每种因素对血药浓度的影响，才能对TDM的数据结果做出正确解释。影响血药浓度的因素有很多，主要来自机体、药物和外部环境三方面。

（一）药物因素

1. 剂型和工艺

不同的剂型、给药途径、生产工艺或处方构成，可能导致药物的生物利用度产生较大的差异，使得血药浓度发生改变。在急救情况下，通常采用静脉给药快速控制症状，随后改用口服剂型维持给药时，剂型的变化会对血药浓度产生影响，常规剂型向缓释控释剂型的转换时也会出现类似情况。因此，在TDM中遇到血药浓度的突然波动，应关注患者的治疗方案是否存在调整。有些时候虽然剂型和主药都一致，但由于是不同厂家的产品，所采用的辅料和工艺存在差异，也会使得服药后的血药浓度相差显著。

2. 药物相互作用

联合用药可以提高疗效，降低毒性不良反应，是临床药物治疗经常采用的方式。但是合并用药可能会产生药物代谢动力学的相互作用，使药物在体内的吸收、分布、代谢和排泄过程受到影响。这是影响血药浓度的最复杂因素，在TDM中应引起重视。

（二）机体因素

1. 生理因素

不同年龄阶段的人群，特别是新生儿和老人对药物的处置与成年人有区别。新生儿身体的许多功能尚未发育健全，处于不完善的阶段。因此，药物在体内的分布、代谢和排泄有其自身的特点，如蛋白结合力低，使药物游离分数增加；血脑屏障发育不完善，脂溶性药物易于进入脑组织；CYP酶系活力低，药物代谢能力弱。老年人心排血量减少，肝、肾功能降低，对部分药物代谢和排泄能力降低，易造成血药浓度升高。

特殊生理阶段对药物动力学在某种程度上也有影响。女性在妊娠、分娩和哺乳期对某些药物反应具有一定的特殊性，这是由于体重、激素水平、循环血量等机体功能发生变化影响了药物的动力学特征。如激素水平会影响胃排空时间和小肠运动，改变药物的吸收。妊娠期血容积增加及孕期水肿，使总体液增加，使水溶性药物的分布容积增大，血药浓度降低。

2. 病理因素

疾病状态可能对药物的动力学特征产生影响，其中影响较大的包括肝脏疾患、肾功能损伤、心脏疾病、甲状腺疾病及胃肠道功能失常等。

肝脏疾病可影响药物的代谢酶活性，使一些药物消除变慢，半衰期延长，血药浓度升高引发毒性反应，如氨茶碱、利多卡因等。肝脏是合成清蛋白的器官，肝硬化患者产生严重的低蛋白血症时，蛋白结合率降低，使药物的游离浓度增高。肝病患者常表现出体液潴留，使水溶性药物的分布容积增大，血药浓度降低。

肾功能受损时，可使主要由肾脏排泄的药物清除变慢，造成血药浓度升高或引起不良反应，如氨基糖苷类、地高辛、锂盐。肾功能的评价指标可选择肌酐清除率来表示，对于肾衰竭患者，可根据其肌酐清除率计算K值，对给药方案做出调整。

甲状腺功能亢进患者，胃排空时间缩短，肠蠕动加快，影响药物吸收特征，从而改变血药浓度；肿瘤或其他胃肠道消耗性疾病，可能损伤消化道黏膜，影响药物的吸收。心力衰竭患者的心排血量减少，对清除率依赖于肝血流量的药物代谢有极大的影响。

3. 遗传因素

遗传多态性对血药浓度的影响已日益引起注意，它涉及药物体内过程的各个环节，包括与药物转运有关的蛋白、药物作用的受体以及药物代谢酶等。研究表明，不同种族间、同种族不同个体间的体内药物代谢酶活性存在着先天差异，从而影响代谢药物的能力，使群体中的药物代谢呈现多态性。如苯妥英钠的血药浓度受CYP2C9和CYP2C19基因调控，服用同等剂量苯妥英钠时弱代谢者（PM）血药浓度比强代谢者（EM）高34%。地西泮的体内去甲基化代谢具有明显的个体差异，弱代谢者的血药浓度较之强代谢者高约1倍，血浆$t_{1/2}$延长。

4. 生活习惯

吸烟、嗜酒、饮食等对血药浓度的影响也很大。研究表明，烟草中含有的多环芳烃化合物及尼古丁等能诱导CYP酶，使其活性增高，加快药物的代谢速度。据报道，吸烟者氨茶碱的清除率可增加50%~100%，戒烟后经数个月可恢复或接近原来水平。嗜酒者用药需考虑乙醇对CYP酶活性的影响，长期少量饮酒可提高肝脏药物代谢能力，短期内暴饮则可能通过乙醇与CYP酶直接竞争结合而产生酶抑作用。因此，饮酒期限、饮酒量的差异会对同服药物的浓度产生不同影响。饮食可通过改变胃肠道功能状态或与药物产生理化反应等机制影响药物的吸收过程，使血药浓度升高或降低。各种生活习惯对药物动力学过程的影响还有待进一步的研究。

（三）外部环境因素

1. 污染

工作环境中长期接触一些化学物质会对药物体内过程产生影响。如铅中毒可抑制CYP酶活性，减慢药物的代谢。对处在特殊职业或生活环境中的患者，其TDM的数据如果出现异常，应考虑这一因素。

2. 生理节律

国内外大量研究证实，人体生理功能和疾病发展与环境昼夜变化有着密切的关系。与药物处置有关的许多生理功能，如心排血量、肝肾血流量、体液的分泌速度及pH、胃肠运动等都存在着近日节律或其他周期的生理节律，这就使许多药物的一种或几种药物代谢动力学参数随之呈现出相应的节律性，从而影响了血药浓度的变化模式。

第三节　生物样本测定及质量控制

一、常用血药浓度测定方法及评价

分析方法和仪器设备的发展促进了TDM工作的开展。20世纪50年代，由于化学分析方法的局限，临床应用仅限于高浓度的毒物分析。在20世纪60年代，薄层色谱法、气相色谱法被应用于体液分析。20世纪70年代，随着高效液相色谱法的普及，气相色谱-质谱联用技术的发展，临床可对多种药物体液浓度进行定量、定性分析；同时放射免疫分析法（RIA）、酶免疫分析法（EIA）已得到普遍应用。到了20世纪80年代，荧光偏振免疫分析法（FPIA）被应用于TDM，该方法操作简便，测定结果快速、灵敏、准确，促进了TDM工作的深入发展。进入20世纪90年代后，高效毛细管电泳、液相色谱-质谱联用技术开始应用于临床，满足了TDM工作中某些特殊的测定要求。

每种分析方法都有其自身的优缺点，应该根据临床应用的实际情况进行选择。一般来说，在TDM工作中，一个理想的药物浓度测定方法，应该满足灵敏度高、专一性强、准确性和精密度好等基本要求，同时还应具备操作简便、测定快速和价格适中的优点。

适用于TDM工作的血药浓度测定方法主要可分为三大类：光谱学方法、色谱学方法、免疫学方法。其中光谱学方法由于灵敏度低、专一性差，已很少单独使用，一般仅限于和色谱方法联合使用。目前比较常用的分析方法有以下几种：

（一）色谱学方法

应用于TDM的色谱学方法包括薄层色谱衍生法、高效液相色谱法、气相色谱法和色谱-质谱联用法。色谱法的主要优点是其选择性强、灵敏度高、分辨率好，可以同时测定样品中的多种药物。其缺点在于仪器使用的技术性较高，操作烦琐，需要一定的经验；样本处理较复杂，耗费时间较长，难以满足临床急救的需要。

高效液相色谱法是由经典的液相色谱发展而来的液相柱色谱技术，在治疗药物监测的分析手段中属于比较成熟的方法。其方法原理是通过溶质在固定相和流动相间的分配系数、吸附能力、亲和力、离子交换或分子排阻等性质的差异，经过在两相间连续多次交换的过程，使不同的溶质得到分离。高效液相色谱法的固定相种类较多，流动相通过改变其组成成分及比例，可以对绝大多数有机化合物药物进行分离测定。

液相色谱-质谱联用技术进一步扩展了色谱法在TDM中的应用范围。色谱技术可以分离混合物中的各个组分，质谱技术能够确定单一组分的分子结构，两者合用，既可分离混合物，又可对化合物中各组分进行定性和定量分析。液-质联用对于体内药物代谢产物的分离、鉴定及分子结构的研究、药物定量测定具有高分辨率及高灵敏度的优点。

（二）免疫学方法

各种免疫法均以抗原、抗体的竞争结合反应为原理，其区别仅在于使用了不同的标志物。目前TDM常用的免疫法有放射免疫分析（RIA）、酶免疫分析技术（EIA）、荧光免疫分析法（FIA）、化学发光免疫分析法（CLIA）、荧光偏振免疫分析法（FPIA）等。免疫法的优点是灵敏度高、专一性强、取样量少、样品处理简单、测定速度快，缺点在于需要专门的试剂盒，成本比较高。

1. RIA

本法是将放射性核素分析的高灵敏性和免疫学抗原-抗体反应的高特异性相结合的一种超微量分析方法。其基本原理是将高度纯化的待测物标准品作为抗原（Ag）免疫动物，使其产生特异性抗体（Ab），Ag和标记抗原（Ag*）与Ab竞争性结合，产生抗原-抗体复合物（Ag-Ab和Ag*-Ab），当反应达到平衡时，将结合的抗原-抗体复合物与未结合的抗原分离，测定其放射活性，即可计算被测物质的量。常用来标记抗原的放射性核素有^3H、^{14}C、^{125}I和^{131}I，其中^3H和^{125}I应用较多。

RIA具有灵敏度高、特异性强、取样量小，分析周期短，可用于批量样品测定等优点。但该方法也有一定的局限性，如采用放射性核素标记，需要专用实验室和计数仪器设备，还需要处理放射性废物。另外，放射性核素对试验人员的健康也存在一定的危害。采用RIA测定的药物有地高辛、甲氨蝶呤、苯妥英钠、庆大霉素等。

2. EIA

本法包括酶增强免疫分析技术（EMIT）和酶联免疫吸附分析法（ELISA）。其中应用较多的是EMIT，又称为均相酶免疫分析法。它是将抗原、抗体特异反应和酶的高效催化作用原理有机结合的一种超微量测定技术，基本原理是未标记的抗原（被测药物或对照品）与酶标记的抗原竞争抗体，使酶标抗原与抗体的结合减少，导致酶活性改变的程度发生变化，加入酶底物时，反应生成的有色反应产物量改变，根据其吸收度的改变进行定量。本法的优点是灵敏度、专一性较高，标记抗原或抗体稳定，标志物具有多样性。由于操作简单、迅速，无放射物质危害，在TDM中应用较广，但本法灵敏度稍低于RIA，所以不能取代RIA。采用EMIT测定的药物有地高辛、氨茶碱、卡马西平、苯妥英钠、丙戊酸钠等。

3. FPIA

本法是国外于20世纪80年代初发展起来的一种超微量分析方法。该法原理为荧光素标记抗原与未标记抗原（待测药物）竞争结合特异性抗体，带有荧光标记的结合物由于分子变大，分子转动速度减慢，荧光偏振程度增强，所以荧光偏振程度大小与待测药物浓度成反比，据此进行定量。FPIA技术兼具荧光分析的灵敏度和均相免疫法专一快速的特点，但试剂等测试成本相对较高。FPIA法可分析环孢素、地高辛、氨茶碱、卡马西平、苯妥英钠、丙戊酸钠等。

4. CLIA

本法是将发光分析和免疫反应相结合起来的一种超微量分析法，根据标记方法的不同，分为化学发光标记免疫分析法和酶标记、以化学发光底物做信号试剂的化学发光酶免疫分析法。本方法以化学发光物质代替放射性核素作为示踪物，与RIA比较，具有无放射性危害、稳定性好、分析自动化、灵敏度精确度高等优点。目前在TDM领域应用较多的是吖啶酯直接化学发光法，近年来在各大中型医院得到普遍推广应用。

二、生物样本处理

TDM使用的生物样本一般是血清、血浆或全血样本。在测定之前，样本常需要预处理。常用的血浆（血清）样本的处理方法主要有沉淀蛋白、有机溶剂提取和固相萃取。

（一）沉淀蛋白

沉淀蛋白是生物样品处理中常用的预处理技术。其方法是将一定量的蛋白沉淀剂加入生物样品中，混悬均匀后，高速离心（＞10 000 r/min），取上清液，过滤，进行分析。常用的蛋白沉淀剂包括有机溶剂如甲醇、乙腈、乙醇等，无机酸如三氯醋酸、高氯酸等，其中乙腈和10％三氯醋酸是常用的蛋白沉淀剂。

沉淀蛋白方法简便、快速，但其缺点是加入蛋白沉淀剂后，样品被稀释，待测药物浓度降低，对一些药物含量较低的样品，对检测方法的灵敏度要求较高。另一方面，采用该方法处理的样品，干扰物质较多，要求分析方法具有较高的分离能力。

（二）有机溶剂提取

有机溶剂提取也是生物样品处理中常用的预处理技术。此方法是根据样品中药物与干扰物在水相和有机相中分配性质、酸碱性的不同，使样品在一定程度上纯化。

一般情况下，药物具有一定的酸碱性，因此在进行溶剂提取时，首先将样品调节至酸性（对酸性药）或碱性（对碱性药），使药物成为亲脂性的非解离形式，易于分配到有机相中。根据待测物的性质，可采用溶剂进行单次提取或多次提取。如测定血浆中的奥美拉唑时，可采用氨试液将样品碱化，采用乙醚提取；但测定血浆中西替利嗪时，因干扰较多，先采用枸橼酸缓冲液将样品酸化，加入二氯甲烷，离心，分离有机层，挥干后，再加入甲基叔丁基醚和0.25 mol/L磷酸溶液提取，取磷酸液层测定。

采用有机溶剂提取时，有机溶剂及样品酸碱度的选择是需要考虑的重要因素。常用的有机溶剂有乙醚、乙酸乙酯、二氯甲烷、三氯甲烷等。分析纯的乙醚提取后，干扰物质较多，可考虑用甲基叔丁基醚代替。而分析纯的乙酸乙酯和二氯甲烷重新蒸馏后使用，杂质较少。对样品酸碱度的调节，可根据药物的性质确定。如碱性药物伪麻黄碱，须先将样品溶液调节至pH14，再采用正己烷：二氯甲烷：异丙醇（300∶150∶15）进行提取纯化。

（三）固相萃取

固相萃取技术是采用色谱分离的原理进行生物样品预处理的方法。该方法采用微型的色谱小柱，将样品加到小柱上端，用适合的溶剂对样品进行洗脱。由于药物与其他物质在固定相及流动相中的分配性质不同，而将其分离。例如：采用ODSC$_{18}$小柱分离血浆中格列齐特时，将样品置于活化的小柱中，依次采用水和甲醇洗脱，收集甲醇洗脱液，浓缩后测定。

固相萃取小柱已商品化，使用方便，具有提取快速、富集样品、回收率高的优点，但萃取柱较贵，提取的成本较高。

三、治疗药物监测的质量控制

TDM是在比较复杂的体系和条件下进行的，分析过程中存在很多变异和误差，使实验室内部及各个实验室之间的测定结果呈现分散状态。正确的测定结果，为判断分析及制订个体化给药方案提供可靠依据，而错误的结果不仅不能保障药物安全有效，而且还将给患者带来风险。严格规范的质量控制可以有效发现变异，减少误差，保证结果的精密、准确。质量控制包括室内质量控制（IQC）和室间质量控制（EQC）。IQC是EQC的基础，EQC是检验IQC实施效果的手段。两者交替循环使用，使血药浓度测定质量逐步提高，确保血药浓度测定的准确性。

近年来，国家已将临床检验的质量控制作为一项制度，制定了《临床实验室室间质量评价要求》《临床实验室室内质量评价要求》作为行业标准，规定临床检验必须有质量控制的保证，如EQC评价不合格，实验室必须对相关人员进行适当的培训及对导致EQC评价失败的问题进行纠正，对EQC评价成绩不合格的检验项目或活动必须采取纠正措施，改进质量，经再次评价合格后方可恢复工作。

（一）IQC

IQC是指实验室内部对某一药物测定数据的误差及不精确性做长期连续的评价和监督，以达到使分析结果在实验室内部保持最小偏离。在保障仪器、试剂、人员、方法、流程控制的前提下，对每批所监测的患者样品测试定值的质控样品，一般为高、中、低三个浓度值。

目前我国TDM实验室的IQC仍以制作质量控制图来完成，并根据质量控制点在图上的分布情况，采用相应的质控规则来判定测定结果的准确性。步骤如下：

1. 质控样品的制备

质控样品可以由实验室自行配制，也可从具备相应资质的供应商购买。质控样品的一般配制方法为在空白血清/血浆中加入一定量的质控药物，配制成高、中、低三种浓度的若干个质控样本。浓度的选择可以在常规测定标准曲线的线性范围内分段确定，也可以将中浓度选择在有效治疗浓度范围内，高、低浓度分别高于或低于有效治疗浓度。相对而言，后一种方式较为合理。

2. 空图的制作

空图的制作通常分为三步：首先，检测质控样品，代入标准曲线计算浓度，取连续测定20次的均值作为该质控样品的标定浓度。以测定浓度为纵坐标，测定日期为横坐标，在纵轴上找出质控样本的标定浓度值，过该点作平行于横轴的直线，称为靶值线。然后，再根据靶值确定警戒值和失控值，传统方法是以中、高质控浓度标示值的 ±10% 和 ±15% 及低质控浓度标示值的 ±15% 和 ±20% 分别作为警戒值和失控值，目前较为通用的方法是以质控浓度标示值标准偏差的2倍和3倍分别作为警戒值和失控值。过各点作平行于横轴的上、下警戒线和上、下失控线。最后，在空图下方标注测定品种、测定方法、测定人等相关项目。

3. 质控图的制作

将质控样品和常规监测样品一同测定，将质控样品测定浓度值和测定日期标在空图上，将每次测定的结果用直线相互联结后就得到质控图。

4. 质控图的分析

单次测定的结果可用于判断本次测定是否在允许的误差范围内。如果质控测定值在警戒线之内为满意；在警戒线和失控线之间应引起警惕，必须加测质控品并按照质控规则判断是否失控，如不属于失控则当天数据可以接受，否则应查找原因；单个质控值超出失控线，则当天血药浓度测定结果无效，应查找原因并纠正，重新测定。

多次测定后，从质控图中可以发现测定误差的规律。如果每次测定的偏差都很小，表明测定的精密度较高。如果偏差大而且呈现出正态分布的特征，说明测定中存在较大的随机误差，应加以监测和控制，使其尽量减小。凡在质控图中出现不符合正态分布情况，即应考虑是否存在非随机误差因素，如果偏差出现漂移、趋势性变化等定向改变，说明测定中存在较大的系统误差，应分析成因，及时采取措施予以纠正。

（二）EQC

EQC是由多个实验室共同参与进行的。由质控中心将质控样品分发给参加质控的实验室，要求在统一时间内分别测定，实验室参加EQC时必须采用与其测试患者样本相同的方式检测EQC样本，然后将测定结果在规定的日期前通报给质控中心，质控中心综合各实验室数据做出统计处理和分析评价后，再把结果反馈给各实验室，从而评价自己所用方法和测定质量，做出相应的改进。目前国家卫生健康委员会临床检验中心组织的EQC活动根据检测项目的不同，分为按方法和按仪器两种分组方式，以原始数据算出总均值后，去除＞±3SD的数据，剩余数据的中位数作为靶值，数据的可接收范围参照美国临床实验室改进修正法规（CLIA88）制定。

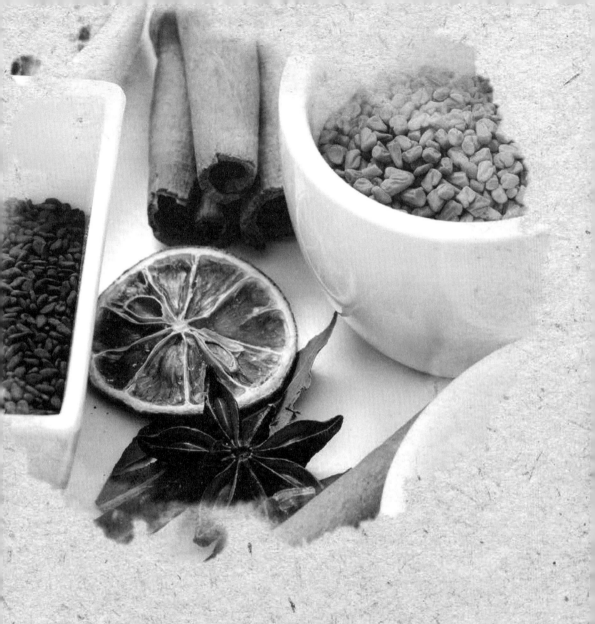

第四章　药品检验基础

第一节　药品检验的基本程序

一、取样

（一）基本原则

药品检验的首要工作就是取样。从大量的药品中取出少量的样品进行分析时，取样必须具有科学性、真实性和代表性。取样的基本原则是均匀、合理。

（二）取样量

取样量需要根据被取样品件数确定。假定包装总数为n，当$n \leq 3$时，每件取样；当$3 < n < 300$时，按$\sqrt{n} + 1$件取样；当$n > 300$时，按$\dfrac{\sqrt{n}}{2} + 1$件取样。取样数量为一次全项检验用量的三倍，数量不够不予收检。

（三）基本要求

1. 人员要求

选择取样人员时应考虑以下五方面：

（1）有良好的视力和对颜色分辨、识别的能力。

（2）能够根据观察到的现象做出可靠的质量判断和评估。

（3）有传染性疾病和在身体暴露部分有伤口的人员不应该被安排进行取样操作。

（4）取样人员还要对物料安全知识、职业卫生要求有一定了解。

（5）取样人员必须掌握取样技术和取样工具的使用，必须意识到在取样过程中样品被污染的风险并采取相应的安全防护措施，同时应该在专业技术和个人技能领域得到持续的培训。

2. 取样器具

根据样品选择合适的取样器具。取样器具一般来说应该具有光滑表面，易于清洁和灭菌。取样器具使用完后应该尽快清洁，必须在洁净、干燥的状态下保存，再次使用前应用75％乙醇擦拭消毒。一般用来取样的取样器具有铲子、液位探测管、分层式取样器、取样袋和取样棒等，应从有资质的供应商处购买此类取样器具。常用取样器具见表4-1。

表4-1　常用取样器具

取样器具	用途	备注
铲子	固体物料取样	根据取样量选择合适大小的铲子，避免因取样量过多而导致样品洒落
液位探测管	取液体和局部产品时的取样工具	由惰性材料制成，如聚丙烯或不锈钢
取样袋和取样棒	最常用的取样工具	相对便宜，使用简单和便捷

（四）注意事项

（1）绝对不允许同时打开两个物料包装以防止物料的交叉污染。

（2）取不同种类的物料时必须更换套袖。

（3）从不同的包装中取样时必须更换一次性塑料手套。对于只接触外箱和外层包装的取样协助人员不作此要求。

（4）如果在同一天需要在同一取样间进行不同种类物料取样，最好按照包装材料、辅料、原料药的顺序进行取样操作，不同各类物料之间必须要根据规程要求进行取样间的清洁。

（5）取样后，要对剩余部分做好处置和标识。对于桶装物料，将内层塑料袋用扎丝扎紧，将桶盖封好后，贴上有取样人员签字及日期的取样标签。对于袋装物料，需要将取样口用专用封口贴封好，贴上有取样人员签字及日期的取样标签。

二、检验

检验是依据药品质量标准规定的各项指标，运用一定的检验方法和技术，对药品质量进行综合评定，是保证药品质量的重要措施和有效手段。

（一）性状

性状检查包括外观、气味、溶解度及物理常数等，既是内在特性的体现，又是其质量的重要表征。外观是对颜色、晶型等感官规定；溶解度是药品物理性质；物理常数包括相对密度、熔点、折光率、比旋度等。药品如有变质，其外观、物理常数等会发生改变，一定程度上反映了药品质量。

（二）鉴别

鉴别是根据药物的化学结构和理化性质，采用化学分析法、光谱法、色谱法等分析方法，来判断药物及其制剂的真伪。用于区分药物类别的试验称为"一般鉴别试验"，证实具体药物的试验称为"专属鉴别试验"。

鉴别试验要选择专属性强、灵敏度高、重复性好，操作简便的方法。一般应采用药典已收载的方法，并选用两种（或两种以上）原理不同的方法进行鉴别。

（三）检查

检查分为三个方面，包括杂质检查、制剂通则检查、卫生学检查。

杂质是影响药物纯度的物质，有些杂质没有治疗作用，有些杂质影响药物稳定性及疗效，杂质检查就是要对这些杂质进行检查和控制，以使药品达到一定纯净程度满足用药安全。

制剂通则是按照药物剂型分类，针对剂型特点所规定的统一技术要求。药品以制剂形式存在，使用过程中保证其有效性尤为重要，因此要检查制剂质量。制剂质量检查项目与剂型有关，与药品品种无关。

卫生学检查的目的是保证用药安全性，合格药品在正常的用法用量下，不应引起与用药目的无关和意外的严重不良反应，卫生学检查包括无菌、热原、微生物、细菌内毒素、异常毒性、升压物质等。

（四）含量测定

含量测定是采用规定的分析方法对药物中的有效成分含量进行测定。含量可以直接反映药品质量，前提是性状、鉴别、检查均合格。常用的含量测定方法包括容量分析法、光谱分析法、色谱分析法和生物检定法等。

在分析方法的选择上，一般化学原料药选择准确度高、精密度好的分析方法，首选容量分析法；制剂含量测定选择具有良好的专属性和准确性的分析方法，首选色谱法。色谱法中采用率较高的是高效液相色谱法。

检验过程中，每批物料和产品检验需及时如实进行检验记录，严禁事先记录、补记或转抄，并逐项填写检验项目，得出检验结果，据此出具检验报告书。检验记录是进行科学研究和技术总结的原始资料，为保证药品检验工作的科学性和规范化，检验记录必须做到：记录原始、真实，内容完整、齐全，书写清晰、整洁。

三、留样

企业按规定保存的、用于药品质量追溯或调查的物料、产品样品为留样。

用于产品稳定性考察的样品不属于留样。各企业应按照GMP具体要求制定操作规程。一般情况下，留样仅在有特殊目的时才能使用，如调查、投诉。使用前需得到质量管理负责人的批准。

原辅料留样的包装形式应与市场包装相同或模拟市售包装，存放留样的容器必须贴有标签，标签上至少应有产品名称、批号、取样日期、储存条件、期限等信息。成品的留样必须使用其商业包装，依据产品注册批准的储藏条件储存在相应的区域，留样外箱上应有留样标签，标明产品名称、批号、失效期及留样的保留时间。

制药企业应根据产品特性，如不影响留样的外观完整性，应制定相应的规程对产品留样进行外观检查。其中应规定留样数量、频次、判定标准及有相应的记录。

四、检验报告

药品检验报告书是对药品质量做出的技术鉴定，是具有法律效力的技术文件。药品检验报告书要做到依据准确、数据无误、结论明确、文字简洁、书写清晰、格式规范，一张药品检验报告书只针对一个批号。

药检人员应本着严肃负责的态度，根据检验记录，认真填写检验结果，经质量控制负责人或其授权人审核批准后方可发放。

第二节　常用玻璃仪器

一、常用玻璃仪器

各种玻璃仪器是进行药品检验的重要工具，正确选择、使用玻璃仪器是对药品检验人员的基本要求，也是保证药品检测结果准确的前提。药品检验常用玻璃仪器、主要用途及注意事项见表4-2。玻璃量器按其准确度不同分为A级和B级（A级较B级准确度高），其中量筒和量杯不分级。

表4-2　药品检测常用玻璃仪器

名称	用途	注意事项
试剂瓶	细口瓶用于存放液体试剂；广口瓶用于装固体试剂；棕色瓶用于存放见光易分解的试剂	不能加热；不能在瓶内配制在操作过程放出大量热量的溶液；磨口瓶要保持原配；放碱液的瓶子应使用橡皮塞，以免日久打不开
烧瓶	用于加热条件下的反应及液体蒸馏	直接加热需垫石棉网，也可水、油浴加热，内容物不得超过容积的2/3
烧杯	配制粗略浓度的溶液	加热时应置于石棉网上，使其受热均匀，烧杯内液体不得超过容积的2/3，不可烧干
锥形瓶	加热处理试样和容积分析滴定	加热时应置于石棉网上，磨口锥形瓶加热时要打开塞，非标准磨口要保持原配塞
量筒、量杯	粗略地量取一定体积的液体	不能加热，不能在其中配制溶液，不能在烘箱中烘烤，操作时要沿壁加入或倒出溶液
容量瓶	配制准确体积的标准溶液或被测溶液	非标准的磨口塞要保持原配，漏水的不能用；不能在烘箱内烘烤，不能用直火加热，可水浴加热，不能用于存放溶液
滴定管	容量分析滴定操作。分酸式、碱式滴定管，按滴定方式分为自动滴定管和普通滴定管	活塞要原配；漏水不能使用；不能加热；不能长期存放碱液；碱式滴定管不能存放于与橡皮起作用的溶液
移液管、吸量管	精密量取液体体积	不能加热、烘烤；上端和尖端不可碰破

常用玻璃仪器的洗涤方法：

（一）实验室常用洗液

（1）合成洗涤剂主要是肥皂、洗衣粉、洗洁精等，一般用于可以用刷子刷洗的仪器，如锥形瓶、烧杯、试管等。

（2）铬酸洗液配制方法：称取10g $K_2Cr_2O_7$（工业纯）置于500 mL烧杯中，加约20 mL水加热溶解，放冷后，将烧杯置于冷却水中，缓慢加入180 mL工业纯硫酸，边加边搅拌，混合均匀，溶液呈红褐色。待溶液冷却后转入玻璃瓶备用。

适用范围：适用于洗涤合成洗涤剂难以洗净，或不能用刷子刷洗的容量瓶、移液管、吸量管、滴定管和比色皿等玻璃仪器。可采用短时间浸洗或长时间浸泡的方法洗去污渍。

注意事项：铬酸洗液氧化能力强，腐蚀性强，易烫伤皮肤、烧坏衣物，使用时应特别小心。洗液会腐蚀金属管道，禁止倒入下水道。洗液可反复使用，变绿色后表明已失效，须重新配制。

（3）有机溶剂洗涤液（如KOH的乙醇溶液）配制方法：称取100 g KOH，溶于50 mL水中，放冷后加工业乙醇稀释成1000 mL，即得。

适用范围：适用于洗涤被油脂或某些有机物沾污的器皿。

（4）碱性洗液常用的有5 %～10 %的碳酸钠、碳酸氢钠溶液，特别难洗的油污可用5％氢氧化钠溶液。

适用范围：采用浸泡法或浸煮法洗涤油腻的非容量型玻璃仪器。

（二）玻璃仪器的洗涤

玻璃仪器在使用前必须仔细洗净，内外壁应能被水均匀润湿且不挂水珠。

实验中常用的烧杯、锥形瓶、量筒、量杯等一般的玻璃器皿，可用毛刷蘸肥皂或合成洗涤剂刷洗，再用自来水冲洗干净，然后用蒸馏水或去离子水润洗三次。滴定管、移液管、吸量管、容量瓶等具有精确刻度的仪器，可采用合成洗涤剂洗涤。将洗涤液倒入容器中，摇动几分钟，弃去，用自来水冲洗干净后，再用蒸馏水或去离子水润洗三次。如果未洗干净，可用铬酸洗液进行洗涤。

一般的玻璃仪器可采用自然晾干或烘干的方式干燥，容量仪器只能晾干，不能受热，以免造成体积不准。

二、常用容量仪器的使用与注意事项

（一）移液管与吸量管

移液前，可用吸水纸将洗干净的移液管（吸量管）尖端内外的水除去，然后用待吸溶液润洗3次，以保证吸量的液体浓度不变。吸取溶液时，将管尖端插入溶液液面以下，用洗耳球吸取液体，当溶液高于刻度线1 cm左右时，移开洗耳球，立即用示指按住移液管（吸量管）顶部的管口，取出移液管（吸量管），将管尖端外壁的液体拭净，然后将管垂直，倾斜试液瓶，使管尖端靠在试液瓶内壁上，稍松示指，缓缓放液，双眼平视刻度，当缓缓下移的液面最凹处与刻度线相切时，立即按紧示指。将管垂直放入接收溶液的容器中，尖端靠在倾斜的容器内壁上，放松示指，使液体自然流出。放液毕，应等待15 s左右再拿开移液管（吸量管），尖端残留液体不得吹出。使用后，应立即洗净放在移液管（吸量管）架上。

用同一根移液管（吸量管）吸取不同液体或不同浓度液体时，第一种液体取完后，一定要用蒸馏水洗净移液管（吸量管），然后才能按上述方法吸取第二种液体，以免两种液体混杂或相互反应。对不同浓度的同种液体，应先吸取低浓度液体，然后用高浓度液体润洗3次后，再定量吸取高浓度液体为宜。

（二）滴定管

滴定管分为酸式滴定管和碱式滴定管两种。酸式滴定管下端有玻璃活塞，可盛放酸性滴定液及氧化性滴定液，如高锰酸钾滴定液、碘液等，不能盛放碱液；碱式滴定管的下端连接一橡皮管，内放一玻璃珠以控制溶液流出，只能盛放碱性滴定液。

滴定管使用时首先要进行检漏。对于酸式滴定管，将已洗净的滴定管活塞拔出，用滤纸将活塞套擦干，在活塞粗端和细端均匀涂抹一薄层凡士林，不要涂在塞孔处以防堵住塞孔眼儿，然后将活塞插入活塞套内，旋转活塞数次直至透明。对于碱式滴定管，要注意乳胶管的大小与其内的玻璃珠大小相适宜，玻璃珠太小，液体会渗漏，玻璃珠太大，挤压玻璃珠时难以使滴定液流出。然后在滴定管内装入蒸馏水，置滴定管架上直立两分钟观察，没有漏水即可。

其次进行润洗。用滴定液润洗滴定管三次，以保证滴定液浓度不变。装滴定液时要直接从试剂瓶倒入滴定管内，不得经过漏斗等其他容器。

然后检查气泡。滴定管内装滴定液量要超过0刻度。酸式滴定管可完全旋开旋塞，让滴定液快速流出，将气泡冲出；碱式滴定管可将乳胶管弯曲向上，使乳胶管下端的玻璃管稍向上，向一侧挤压玻璃珠，使气泡随流出的滴定液冲出。排出气泡后，再将滴定液调整到0刻度，开始滴定。若有多份供试液需要滴定，选用同一段滴定管流出的滴定液，以消除不同段滴定管的体积刻度误差对滴定结果的影响。

滴定结束后，用手指轻轻捏住高于溶液面的玻璃管处，并将管下端悬挂的液滴除去。读数时，双目平视滴定液凹液面，记下凹液面与刻度相切的读数。若为不透明液体，可用白色纸片做背景，视线水平于凹液面，读取最高点。滴定液颜色太深，可以读液面两侧最高点，此时视线与该点呈水平。

（三）容量瓶

容量瓶在使用前先要检查是否漏水。在使用中，先向瓶内加入溶液至容量瓶容积的2/3，振动容量瓶，使溶液混匀。然后用滴管少量分次加入液体，至近刻度时，慢慢滴加，直至溶液弯月面最低处与瓶颈上的刻线相切。此时需注意，刻度上方不得有挂壁的液珠。容量瓶不能用于长时间储存溶液，配制好后应转移至磨口试剂瓶中。

三、容量仪器校正

由于长时间使用、热胀冷缩等原因，容量仪器的真实体积会与其所示体积有一定偏差，因此，需要定期校正容量仪器，以确保分析数据的准确。

（一）原理

精密称定充满该容器（容量瓶）的水质量或精密称定从量具（滴定管、移液管）中放出一定体积的水的质量，根据实验环境的温度以及该温度下水的相对密度，计算出量器的精密体积。

（二）注意事项

（1）欲校正的滴定管、移液管和容量瓶必须洁净，溶液流下时，内壁不挂水珠。

（2）水温与仪器温度要一致。校正所用蒸馏水及需校正的仪器应在天平室至少放置1小时以上，以使水温与仪器、环境温度一致。

（3）重复校正，减少误差。每个容量仪器至少要校正两次，取各次校正的平均值为最终校正值。

（4）操作方法要正确。滴定管校正时要控制好蒸馏水放下的速度，以3～4滴/秒滴下为宜，水液面降至需校正刻度的上方1 cm左右时，需缓慢放至该刻度。

（三）容量仪器计量性能要求

在标准温度20 ℃时，滴定管、吸量管的标称总容量和零至任意分量，以及任意两检定点之间的最大误差，均应符合表4-3、表4-4规定。容量瓶的标称容量允差，应符合表4-5的规定。

表4-3 滴定管计量要求

标称容量 /mL		1	2	5	10	25	50	100
分度值 /mL		0.01		0.02	0.05	0.1	0.1	0.2
容量允差 /mL	A	± 0.010		± 0.010	± 0.025	± 0.04	± 0.05	± 0.10
	B	± 0.020		± 0.020	± 0.050	± 0.08	± 0.10	± 0.20
等待时间 /s		30						
分度线宽度 /mm		≤ 0.3						

表4-4 吸量管计量要求

标称容量 /mL		1	2	3	5	10	15	20	25	50	100
容量允差 /mL	A	± 0.007	± 0.010	± 0.015	± 0.020	± 0.025		± 0.030		± 0.05	± 0.08
	B	± 0.015	± 0.020	± 0.030	± 0.040	± 0.050		± 0.060		± 0.01	± 0.16
分度线宽度 /mm		≤ 0.4									

表4-5 容量瓶计量要求

标称容量 /mL		1	2	5	10	25	50	100	200	250	500
容量允差 /mL	A	± 0.010	± 0.015	± 0.020	± 0.020	± 0.03	± 0.05	± 0.10	± 0.15	± 0.15	± 0.25
	B	± 0.020	± 0.030	± 0.040	± 0.040	± 0.06	± 0.10	± 0.20	± 0.30	± 0.30	± 0.50
分度线宽度 /mm		≤ 0.4									

第三节　实验室记录基本要求

原始数据的管理涉及自原辅料到成品检验的各个环节。数据的可靠性、准确性、完整性和可追溯性非常关键，它不仅是完善质量保证体系的需要，同时也为审计提供强有力的证据。

数据的可靠性是指数据真实、安全、可追溯、可使用。数据的可靠性对药品生产企业非常关键，它不仅关系到患者的安全，而且关系到企业和个人的名誉。作为质量控制人员，报告准确和正确的数据是需履行的法律义务。

一、实验室记录要求

实验室的记录应该包含完全根据已建立的标准进行的检测项目中所得到的所有数据，包括如下八方面：

（1）取样记录。

（2）检验记录或实验室工作记事簿，以及报告。

（3）从检验设备中打印的记录、图谱和曲线图等，如液（气）相色谱图、紫外-可见光谱图、红外光谱图、天平的打印记录等。

（4）实验室日志，包括检验台账、仪器的维护和使用日志、色谱柱使用记录、标准品使用记录等。

（5）电子数据处理系统、照相技术或其他可靠方式记录的数据资料。

（6）检验设备、仪器的确认和校准记录。

（7）计量器具的校准记录。

（8）验证方案和报告。

二、原始数据管理

（一）记录的填写

（1）记录应保持清洁，不得撕毁和任意涂改。不得使用铅笔、涂改液和橡皮。

（2）在检验过程中应当及时记录检验过程和结果，并及时填写相应的记录、台账和日志。内容真实、完整准确，字迹清晰、易读、不易擦除。不能进行追溯性记录和提前记录。

（3）若填写内容和前项相同，应重复填写，不得使用"…"或"同上"等形式表示。

（4）原始记录不应留有空白区域或空白页。

（5）所有原始数据应真实、及时、清晰、完整和准确。

（6）活页文件必须系统收集并统一编号。不得将原始数据随意写在零碎的纸片、记事贴或另一面已使用的废纸上。

（二）记录的复核

（1）原始数据需由第二个有资质的人进行复核，并签注姓名和日期。

（2）检验记录和报告的复核必须由第二个有资质的人根据批准的操作规程和质量标准进行。复核的内容应符合相应的操作规程规定。

（3）实验室日志（包括检验台账、仪器的维护和使用日志、色谱柱使用记录、标准品使用记录等），如必要，可由责任人员定期复核。

（4）复核过程中如果发现错误，由检验人员进行更正，并签注姓名和日期。必要时，应当说明更改的理由。

（三）记录的更改

记录填写的任何更改都应当遵循以下原则：在错误的地方画一条横线并使

原有信息仍清晰可辨，书写正确信息后签注姓名和日期。对更改的记录，可采用必要时说明理由的方式，也可采用所有更改必须加注更改理由的方式。各企业所用的更改方式在操作规程中明确规定。为避免文字描述内容过多，可使用缩写形式表示，这种缩写形式在操作规程中明确规定。

记录如因污损需重新誊写，需经批准同意后方可进行。原有记录不得销毁，而应作为重新誊写记录的附件保存，同时还应说明誊写的原因。原则上记录不应当进行誊写。

（四）原始数据保存

（1）所有原始数据必须保存。原则上不得使用热敏纸，如果不可避免，可复印并在复印件上签注姓名和日期。

（2）如果原始数据没有作为最终实验结果出具，它仍需保存并注明其结果不被提供的原因。

（3）对某些数据如环境监测数据、制药用水的微生物和理化监测数据，宜对数据进行趋势分析并保存趋势分析报告以便了解体系的整体状况。

（4）所有原始数据在审核批准后，原件均应在专门的储存区域集中存档，并由专门人员采用安全有序的方式进行管理和保存，以便受权人在文件的规定保存期内能够容易查阅。储存区域应有人员进入的限制，且储存环境不应有导致记录被损害的因素（如水、火、潮湿、油烟、虫蛀等）。

（5）用电子方法保存的原始数据，应进行备份，以确保记录的安全，且数据资料在保存期内便于查阅。

（6）借阅已存档的原始数据应当遵循相应的操作规程，避免遗失。

（7）建立相应的操作规程规定所有记录的保留期限，其中批检验记录按规定至少保存至药品有效期后一年。稳定性考察、确认、验证等其他重要文件应长期保存。

（8）超过保存期的文件应按相关规定进行粉碎或其他方式销毁，不得随意丢弃。

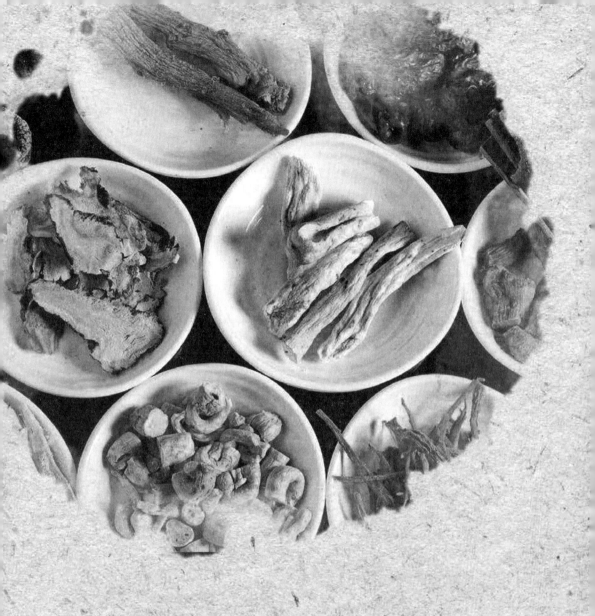

第五章　药品质量标准

第一节　药品质量标准与药典

药品质量可以理解为药品的物理、化学、生物药剂学、安全性、有效性、稳定性、均一性等指标符合规定标准的程度，各指标内涵见表5-1。

表5-1　药品质量指标及其内涵

指标	内涵
物理	药品活性成分、辅料含量、制剂重量、外观等。
化学	药品活性成分化学、生物化学特性变化等。
生物药剂学	药品的崩解、溶出、吸收、分布、代谢、排泄等。
安全性	药品的致畸、致癌、致突变、毒性、不良反应和副作用、药物相互作用和配伍、使用禁忌等。
有效性	药品针对规定的适应证在规定的用法、用量条件下治疗疾病的有效程度。
稳定性	药品在规定的储藏条件下在规定的有效期内保持其物理、化学、生物药剂学、安全性、有效性指标稳定。
均一性	药品活性成分在每一单位（片、粒、瓶、支、袋）药品中的物理、化学、生物药剂学、安全性、有效性、稳定性等指标等同程度。

一、药品质量标准

药品质量标准是国家为保证药品质量，对药品的质量指标、检验方法和生产工艺等所做出的技术规定，是药品研究、生产、经营、使用及监督管理等各环节必须共同遵守的，具有强制性的技术准则和法定依据。

《中华人民共和国药品管理法》第三十二条规定：药品必须符合国家药品标准。国务院药品监督管理部门颁布的《中华人民共和国药典》和药品相关标准为国家药品标准。

目前世界上已有数十个国家和地区编制出版药典，主要国外药典有美国药典（United States Pharmacopoeia，USP）、英国药典（British Pharmacopoeia，BP）、欧洲药典（European Pharmacopoeia，EP）、日本药局方（Japanese Pharmacopoeia，JP）和国际药典（International Pharmacopoeia，Int.PH.）。

二、我国现行药品质量标准

国家药品标准，是指国家为保证药品质量所制定的质量指标、检验方法，以及生产工艺等技术要求，包括《中华人民共和国药典》、药品注册标准和其他药品标准，三种药品标准是相互依存、互动提高的关系。

（一）《中华人民共和国药典》

《中华人民共和国药典》（以下简称《中国药典》），由国家药品监督管理部门组织国家药典委员会制定与修订，是具有国家法律效力的、记载药品标准及规格的法典。《中国药典》收载的品种须经过严格的医药学专家委员会遴选。主要收载我国临床常用、疗效肯定、质量稳定（工艺成熟）、质控标准较完善的品种。2015年版《中国药典》开始收录药包材标准通用性技术要求，涵盖了原料药、制剂、药用辅料、药包材等涉及药品安全性、有效性的各个重要环节。

（二）国家药品监督管理局颁布的药品标准

国家药品监督管理局是国务院直属机构，是国家设置的药品监督管理部门，是我国药品行政监督管理组织体系的一部分。其颁布的药品标准有《生物制品批签发管理办法》《中成药通用名称命名技术指导原则》和《关于调整进口药品注册管理有关事项的决定》等。

（三）药品注册标准

药品注册标准是国家药品监督管理局批准给申请人特定药品的标准，生产该药品的药品生产企业必须执行该注册标准。药品注册标准的规定不得低于《中国药典》的规定。药品注册标准是由国家药品监督管理局组织药品审评中心和技术专家对申请人申报的药物研究资料进行安全性、有效性和质量可控性审查后批准产品上市执行的药品质量控制标准。

1. 临床研究用药品质量标准

新药研制单位制定，用以保证临床用药安全和临床结论的可靠，是临时性的质量标准，该标准仅在临床试验期间有效，仅供研制单位与临床试验单位使用。

2. 暂行或试行药品标准

药品经临床试验后报试生产时，所执行的质量标准为暂行药品标准，经暂行药品标准执行两年后，正式生产时所执行的质量标准为试行药品标准。该标准执行两年后，如果质量好的再转为正式标准。

3. 进口药品标准

经国家药品监督管理局审查批准注册的进口药品，其复核后的质量标准为进口药品注册标准，作为进口药品检验的法定标准。该标准由中国药品生物制品检定所（现为中国食品药品检定研究院）印发各口岸药品检验所，在进口药品口岸检验时使用。

（四）其他一些标准

其他标准如下：

1. 原卫生部中药成方制剂一至二十一册。

2. 原卫生部化学、生化、抗生素药品第一分册。

3. 原卫生部药品标准（二部）一册至六册。

4. 原卫生部药品标准藏药第一册、蒙药分册、维吾尔药分册。

5. 新药转正标准1至76册。

6. 国家药品标准化学药品地标升国标一至十六册。

7. 国家中成药标准汇编内科心系分册、内科肝胆分册、内科脾胃分册、内科气血津液分册、科肺系（一）（二）分册、内科肾系分册、外科妇科分册、骨伤科分册、口腔肿瘤儿科分册、眼科耳鼻喉皮肤科分册、经络肢体脑系分册。

8. 国家注册标准（针对某一企业的标准，但同样是国家药品标准）。

第二节　《中国药典》

根据《中华人民共和国药品管理法》的规定，《中华人民共和国药典》是国家为保证人民用药安全有效、质量可控而制定的技术规范，是药品生产、供应、使用单位、检验机构和监督管理部门共同遵循的法定依据。《中国药典》是国家药品标准的重要组成部分，是国家药品标准体系的核心。

《中国药典》的英文名称为*Pharmacopoeia of the People's Republic of China*；英文简称为*Chinese pharmacopoeia*；英文缩写为ChP。

一、历史沿革

中华人民共和国成立以后，1950年成立了第一届药典委员会，并于1953年颁布了第一版《中国药典》。此后陆续颁布了1963年版、1977年版、1985年版、1990年版、1995年版、2000年版、2005年版、2010年版、2015年版，共10版，在相邻两部药典之间出版药典增补本。增补本是将《中国药典》编制工作常态化的重要手段，以便及时跟上国际、国内医药工业的发展步伐，根据临床需求，积极吸纳科研成果。历版药典不断淘汰工艺落后、质量不高、安全性、稳定性差、剂型不合理的品种，及时收载新批准注册的品种，收载药品品种越来越多，质量标准越来越高，分析方法越来越先进，与国际水平越来越接近。各版药典概况见表5-2。

表5-2　各版《中国药典》概况

版本	分部	收载品种	特色
1953	一部	531 种，其中化学药 215 种，植物药与油脂类 65 种，动物药 13 种，抗生素 2 种，生物制品 25 种，各类制剂 211 种	由卫生部编印发行。1957 年出版《中国药典》1953 年版增补本
1963	两部	1310 种，一部收载中药材 446 种和中成药方剂 197 种；二部收载化学药品 667 种	各部均有凡例和有关的附录，一部记载药品功能与主治；二部增加药品作用与用途
1977	两部	1925 种，一部收载中草药（包括少数民族药材）、中草药提取物、植物油脂以及单味制剂等 882 种，成方制剂（包括少数民族药成方）270 种，共 1152 种；二部收载化学药品、生物制品等 773 种	首次采用显微鉴别法用于中药的鉴别
1985	两部	1489 种，一部收载中药材、植物油脂以及单味制剂、成方制剂，共 713 种；二部收载化学药品、生物制品等 776 种	出版第一步英文版《中国药典》、药典二部注释选编
1990	两部	1751 种，一部收载中药材、植物油脂、中药成方以及单味制剂，共 784 种；二部收载化学药品、生物制品等 967 种	出版《临床用药须知》《药品红外光谱集》
1995	两部	2375 中，一部收载 920 种，二部收载化学药品、抗生素、生化药、放射性药品、生物制品及辅料 1455 种	二部药品外文名称改用英文名，取消拉丁名；中文名称只收载药品通用名称，不再列副名。首次出版《中药彩色图集》《中药薄层色谱彩色图集》《中国药品通用名称》
2000	两部	2691 种，一部收载 992 种；二部收载 1699 种	二部附录首次收载了药品标准分析方法验证要求等六项指导原则
2005	三部	3217 种，一部收载 1146 种；二部收载 1970 种；三部收载 101 种	将生物制品单独成册，首次将《中国生物制品规程》并入药典并编制首部中成药《临床用药须知》
2010	三部	4567 种，一部收载 2165 种；二部收载 2271 种；三部收载 131 种	新增微生物相关指导原则，加强对重金属和有害元素、杂质、残留溶剂的控制

现行《中国药典》是2015年版，由第十届国家药典委员会编制完成，2015年6月5日由原国家食品药品监督管理总局发布，自2015年12月1日起实施。每年一版增补本，与之配套的丛书有《临床用药须知》《中国药典注释》《中国药品检验标准操作规范》《中国药品通用名称》《药品红外光谱集》《国家药品标准工作手册》《中药薄层色谱图集》《中药材粉末显微鉴别图谱》《中药材及原植

物彩色图鉴》等。

本版药典进一步扩大药品品种的收载和修订，共收载品种5608种。一部收载品种2598种，二部收载品种2603种，三部收载品种137种。首次将上版药典附录整合为通则，并与药用辅料单独成卷作为《中国药典》四部。四部收载通则317个，药用辅料收载270种。四部将通用性附录整合后，除生物制品收载个性通则外，一部、二部不再单独收载通则，对中药和生物制品的特殊性检定方法通则予以单列。

《中国药典》（2015年版）首次将国家药品标准物质制备、药包材，以及药用玻璃材料和容器等指导原则纳入药典，形成了涵盖原料药及其制剂、药用辅料、标准物质、药包材的药品标准体系。

《中国药典》勘误由国家药典委员会同时在网站及《中国药品标准》杂志上予以刊发。

二、基本结构和主要内容

《中国药典》（2015年版）分为四部出版：一部收载中药（中药材、中药饮片、植物油脂和提取物、成方制剂和单味制剂等）；二部收载化学药品、抗生素、生化药品以及放射性药品等；三部收载生物制品；四部为通则（原附录）和药用辅料。

《中国药典》（2015年版）一、二、三部主要组成部分为凡例、品名目次、正文、索引四个部分。四部主要组成部分为凡例、通则、药用辅料质量标准三个部分。

（一）凡例

凡例是正确使用《中国药典》进行药品质量检定的基本原则，是对《中国药典》正文、通则及与质量检定有关的共性问题的统一规定，避免重复说明。凡例中的有关规定具有法定约束力。

凡例中采用的"除另有规定外"这一用语，表示存在与凡例有关规定不一致的情况时，则在正文中另作规定，并按此规定执行。

凡例中有关药品质量检定项目规定包括：名称及编排，项目与要求，检验方法和限度，标准品与对照品，计量，精确度，试药、试液、指示剂，动物试验，说明书、包装、标签。这些规定是正确解读药品质量标准的基础，药品检验人员需熟练掌握。

1. 性状相关规定

性状项下记载药品的外观、臭、味，溶解度以及物理常数等，在一定程度上反映药品的质量特性。

（1）外观性状是对药品的色泽和外表感观的规定。

（2）溶解度是药品的一种物理性质。各品种项下选用的部分溶剂及其在该溶剂中的溶解性能，可供精制或制备溶液时参考；对在特定溶剂中的溶解性能需做质量控制时，应在该品种检查项下另作具体规定。

①极易溶解系指溶质1 g（mL）能在溶剂<1 mL中溶解。②易溶系指溶质1 g（mL）能在溶剂1～10 mL中溶解；溶解系指溶质1 g（mL）能在溶剂10～30 mL中溶解。③略溶系指溶质1 g（mL）能在溶剂30～100 mL中溶解。④微溶系指溶质1 g（mL）能在溶剂100～1000 mL中溶解。⑤极微溶解系指溶质1 g（mL）能在溶剂1000～10 000 mL中溶解。⑥几乎不溶或不溶系指溶质1 g（mL）在溶剂10 000 mL中不能完全溶解。

试验法：除另有规定外，称取研成细粉的供试品或量取液体供试品，置于25 ℃±2 ℃一定容量的溶剂中，每隔5 min强力振摇30 s；观察30 min内的溶解情况，如无目视可见的溶质颗粒或液滴时，即视为完全溶解。

物理常数包括相对密度、馏程、熔点、凝点、比旋度、折光率、黏度、吸收系数、碘值、皂化值和酸值等；其测定结果不仅对药品具有鉴别意义，也可反映药品的纯度，是评价药品质量的主要指标之一。

2. 储藏相关规定

储藏项下的规定，系为避免污染和降解而对药品储存与保管的基本要求。

（1）遮光系指用不透光的容器包装，如棕色容器或黑色包装材料包裹的无色透明、半透明容器。

（2）避光系指避免日光直射。

（3）密闭系指将容器密闭，以防止尘土及异物进入。

（4）密封系指将容器密封以防止风化、吸潮、挥发或异物进入。

（5）熔封或严封系指将容器熔封或用适宜的材料严封，以防止空气与水分的侵入并防止污染。

（6）阴凉处系指不超过20 ℃。

（7）凉暗处系指避光并不超过20 ℃。

（8）冷处系指2 ℃ ~ 10 ℃。

（9）常温系指10 ℃ ~ 30 ℃。

除另有规定外，储藏项下未规定储存温度的一般系指常温。

3. 检验方法和限度相关规定

（1）采用本版药典规定的方法进行检验时，应对方法的适用性进行确认。

（2）原料药的含量（%），除另有注明者外，均按重量计。如规定上限为100 %以上时，系指用本药典规定的分析方法测定时可能达到的数值，它为药典规定的限度或允许偏差，并非真实含有量；如未规定上限时，系指不超过101.0 %。

4. 标准品与对照品相关规定

标准品与对照品系指用于鉴别、检查、含量或效价测定的标准物质。

标准品系指用于生物检定或效价测定的标准物质，其特性量值一般按效价单位（或μm）计；对照品系指采用理化方法进行鉴别、检查或含量测定时所用的标准物质，其特性量值一般按纯度（%）计。

标准品与对照品均应附有使用说明书，一般应标明批号、特性量值、用途、使用方法、储藏条件和装量等。

标准品与对照品均应按其标签或使用说明书所示的内容使用和储藏。

5. 计量相关规定

（1）有关温度的描述，一般以下列名词术语表示。

①水浴温度除另有规定外，均指98 ℃ ~ 100 ℃；②热水系指70 ℃ ~ 80 ℃；③微温或温水系指40 ℃ ~ 50 ℃；④室温（常温）系指10 ℃ ~ 30 ℃；⑤冷水系指2 ℃ ~ 10 ℃；⑥冰浴系指约0 ℃；⑦放冷系指放冷至室温。

（2）符号"%"表示百分比，系指重量的比例；但溶液的百分比，除另有规定外，系指溶液100 mL中含有溶质若干克；乙醇的百分比，系指在20 ℃时容量的比例。此外，根据需要可采用下列符号。① %（g/g）表示溶液100 g中含有溶质若干克；② %（mL/mL）表示溶液100 mL中含有溶质若干毫升；③ %（mL/g）表示溶液100 g中含有溶质若干毫升；④ %（g/mL）表示溶液100 mL中含有溶质若干克。

（3）液体的滴，系指在20 ℃时，以1.0 mL水为20滴进行换算。

（4）溶液后标示的"（1→10）"等符号，系指固体溶质1.0 g或液体溶质

1.0 mL加溶剂使成10 mL的溶液；未指明用何种溶剂时，均系指水溶液；两种或两种以上液体的混合物，名称间用半字线"−"隔开，其后括号内所示的"："符号，系指各液体混合时的体积（重量）比例。

（5）乙醇未指明浓度时，均系指95％（mL/mL）的乙醇。

6. 精确度相关规定

（1）试验中供试品与试药等"称重"或"量取"的量，均以阿拉伯数码表示，其精确度可根据数值的有效数位来确定，如称取"0.1 g"系指称取重量可为0.06～0.14 g；称取"2 g"，系指称取重量可为1.5～2.5 g；称取"2.0 g"，系指称取重量可为1.95～2.05 g；称取"2.00 g"，系指称取重量可为1.995～2.005 g。

"精密称定"系指称取重量应准确至所取重量的千分之一；"称定"系指称取重量应准确至所取重量的百分之一；"精密量取"系指量取体积的准确度应符合国家标准中对该体积移液管的精确度要求；"量取"系指可用量筒或按照量取体积的有效数位选用量具。取用量为"约"若干时，系指取用量不得超过规定量的±10％。

（2）恒重，除另有规定外，系指供试品连续两次干燥或炽灼后称重的差异在0.3 mg以下的重量；干燥至恒重的第二次及以后各次称重均应在规定条件下继续干燥1小时后进行；炽灼至恒重的第二次称重应在继续炽灼30 min后进行。

（3）试验中规定"按干燥品（或无水物，或无溶剂）计算"时，除另有规定外，应取未经干燥（或未去水，或未去溶剂）的供试品进行试验，并将计算中的取用量按检查项下测得的干燥失重（或水分，或溶剂）扣除。

（4）试验中的"空白试验"，系指在不加供试品或以等量溶剂替代供试液的情况下，按同法操作所得的结果；含量测定中的"并将滴定的结果用空白试验校正"，系指按供试品所耗滴定液的量（mL）与空白试验中所耗滴定液量（mL）之差进行计算。

（5）试验时的温度，未注明者，系指在室温下进行；温度高低对试验结果有显著影响者，除另有规定外，应以25 ℃±2 ℃为准。

7. 试药、试液、指示剂相关规定

（1）试验用水，除另有规定外，均系指纯化水。酸碱度检查所用的水，均系指新沸并放冷至室温的水。

（2）酸碱性试验时，如未指明用何种指示剂，均系指石蕊试纸。

8. 说明书、包装、标签相关规定

（1）直接接触药品的包装材料和容器应符合国务院药品监督管理部门的有关规定，均应无毒、洁净，与药品应不发生化学反应，并不得影响药品的质量。

（2）麻醉药品、精神药品、医疗用毒性药品、放射性药品、外用药品和非处方药品的说明书和包装标签，必须印有规定的标识。

（二）品名目次

药品品种按中文笔画顺序编排于品名目次中。

（三）正文

《中国药典》各品种项下收载的内容统称为标准正文。正文系根据药物自身的理化与生物学特性，按照批准的处方来源、生产工艺、储藏运输条件等所制定的，用以检测药品质量是否达到用药要求并衡量其质量是否稳定均一的技术规定。

正文内容根据品种和剂型不同，按顺序可分别列有：①品名（包括中文名称、汉语拼音与英文名）；②有机药物的结构式；③分子式与分子量；④来源或有机药物的化学名称；⑤含量或效价规定；⑥处方；⑦制法；⑧性状；⑨鉴别；⑩检查；⑪含量或效价测定；⑫类别；⑬规格；⑭储藏；⑮制剂；⑯杂质信息等。原料药与制剂中已知杂质的名称与结构式等信息一般均在原料药正文中列出，相应制剂正文直接引用，复方制剂中活性成分相互作用产生的杂质，一般列在该品种正文项下。

阿司匹林（Asipilin）本品为2-（乙酰氧基）苯甲酸。按干燥品计算，含 $C_9H_8O_4$ 不得少于99.5%。

【性状】本品为白色结晶或结晶性粉末；无臭或微带醋酸臭；遇湿气即缓慢水解。

本品在乙醇中易溶，在三氯甲烷或乙醚中溶解，在水或无水乙醚中微溶；在氢氧化钠溶液或碳酸钠溶液中溶解，但同时分解。

【鉴别】

（1）取本品约0.1 g，加水10 mL，煮沸，放冷，加三氧化铁试液1滴，即显紫堇色。

（2）取本品约0.5 g，加碳酸钠试液10 mL，煮沸2 min后，放冷，加过量的稀硫酸，即析出白色沉淀，并发生醋酸的臭气。

（3）本品的红外光吸收图谱应与对照的图谱一致。

【检查】

溶液的澄清度：取本品0.50 g，加温热至约45 ℃的碳酸钠试液10 mL溶解后，溶液应澄清。

游离水杨酸：临用新制。取本品约0.1 g，精密称定，置10 mL量瓶中，加1 %冰醋酸的甲醇溶液适量，振摇使溶解，并稀释至刻度，摇匀，作为供试品溶液；取水杨酸对照品约10 mg，精密称定，置100 mL量瓶中，加1 %冰醋酸的甲醇溶液适量使溶解并稀释至刻度，摇匀，精密量取5 mL，置50 mL量瓶中，用1 %冰醋酸甲醇溶液稀释至刻度，摇匀，作为对照品溶液。照高效液相色谱法（通则0512）试验。用十八烷基硅烷键合硅胶为填充剂；以乙腈-四氢呋喃-冰醋酸-水（20：5：5：70）为流动相；检测波长为303 nm。理论板数按水杨酸峰计算不低于5000，阿司匹林峰与水杨酸峰的分离度应符合要求。立即精密量取对照品溶液与供试品溶液各10 μL，分别注入液相色谱仪，记录色谱图。供试品溶液色谱图中如有与水杨酸峰保留时间一致的色谱峰，按外标法以峰面积计算，不得过0.1 %。

易炭化物：取本品0.5 g，依法检查（通则0842），与对照液（取比色用氯化钴液0.25 mL、比色用重铬酸钾液0.25 mL、比色用硫酸铜液0.40 mL，加水使成5 mL）比较，不得更深。

有关物质：取本品约0.1 g，置10 mL量瓶中，加1 %冰醋酸的甲醇溶液适量，振摇使溶解并稀释至刻度，摇匀，作为供试品溶液；精密量取1 mL，置200 mL量瓶中，用1 %冰醋酸甲醇溶液稀释至刻度，摇匀，作为对照溶液；精密量取对照溶液1 mL，置10 mL量瓶中，用1 %冰醋酸中醇溶液稀释至刻度，摇匀，作为灵敏度试验溶液。照高效液相色谱法（通则0512）试验。用十八烷基硅烷键合硅胶为填充剂；以乙腈-四氢呋喃-冰醋酸-水（20：5：5：70）为流动相A，乙腈为流动相B，按下表进行梯度洗脱；检测波长为276 nm。阿司匹林峰的保留时间约为8 min，阿司匹林峰与水杨酸峰的分离度应符合要求。分别精密量取供试品溶液、对照溶液、灵敏度溶液及游离水杨酸检查项下的水杨酸对照品溶液各1 μL，注入液相色谱仪，记录色谱图。供试品溶液色谱图中如有杂质峰，除水杨酸峰外，其他各杂质峰面积的和不得大于对照溶液主峰面积（0.5 %）。供试品溶液色谱图中小于灵敏度试验溶液主峰面积的色谱峰忽略不计。

表5-3

时间（min）	流动相 A（%）	流动相 B（%）
0	100	0
60	20	80

干燥失重：取本品，置五氧化二磷为干燥剂的干燥器中，在60 ℃减压干燥至恒重，减失重量不得过0.5 %（通则0831）。

炽灼残渣：不得过0.1 %（通则0841）。

重金属：取本品1.0 g，加乙醇23 mL溶解后，加醋酸盐缓冲液（pH3.5）2 mL，依法检查（通则0821第一法），含重金属不得过百万分之十。

【含量测定】取本品约0.4 g，精密称定，加中性乙醇（对酚酞指示液显中性）20 mL溶解后，加酚酞指示液3滴，用氢氧化钠滴定液（0.1 mol/L）滴定。每1 mL氢氧化钠滴定液（0.1 mol/L）相当于18.02 mg的$C_9H_8O_4$。

【类别】解热镇痛、非甾体抗炎药，抗血小板聚集药。

【储藏】密封，在干燥处保存。

【制剂】

（1）阿司匹林片。

（2）阿司匹林肠溶片。

（3）阿司匹林肠溶胶囊。

（4）阿司匹林泡腾片。

（5）阿司匹林栓。

（四）索引

为方便使用和检索，《中国药典》书末列有索引。一部列有中文、汉语拼音、拉丁名、拉丁学名索引，二、三部列有中文、英文索引。索引可供方便、快速地查阅药典中的有关内容。

（五）通则

通则主要收载制剂通则、通用检测方法和指导原则。制剂通则系按照药物剂型分类，针对剂型特点所规定的基本技术要求；通用检测方法系各正文品种进行相同检查项目的检测时所应采用的统一的设备、程序、方法及限度等；指导原则系为执行药典、考察药品质量、起草与复核药品标准等所制定的指导性规定。《中国药典》（2015年版）通则编码及对应类别见表5-4。每一类项下又包括多个单项内容。

表5-4 《中国药典》（2015年版）通则编码及类别

编码系列	类别	编码系列	类别
0100 系列	制剂通则	2000 系列	中药相关检测方法
0200 系列	其他通则	2400 系列	注射剂有关物质检查法
0300 系列	一般鉴别试验	3000 系列	生物制品相关检查方法
0400 系列	光谱法	3100 系列	含量测定法
0500 系列	色谱法	3200 系列	化学残留物测定法
0600 系列	物理常数测定法	3300 系列	微生物检查法
0700 系列	其他测定法	3400 系列	生物测定法
0800 系列	限量检查法	3500 系列	生物活性/效价测定法
0900 系列	特性检查法	3600 系列	特定生物原材料/动物
1000 系列	分子生物学技术	3700 系列	生物制品国家标准物质目录
1100 系列	生物检查法	8000 系列	试剂与标准物质
1200 系列	生物活性测定法	9000 系列	指导原则

第三节 药品质量标准的制定

一、制定药品质量标准的目的

药品是用于预防、治疗、诊断人的疾病，有目的地调节人的生理功能并规定有适应证或者功能主治、用法用量的物质，是特殊的商品。药品质量的优劣直接影响到药品的安全性和有效性，关系到用药者的健康与生命安全。因药品质量受生产厂家的生产工艺、技术水平、设备条件等因素的影响，为了加强对药品质量的控制与管理，确保用药的安全和有效，必须制定一个统一的药品质量标准。制定并贯彻执行药品质量标准，对指导药品生产、提高药品质量、保证用药安全有效、促进对外贸易等方面均具有非常重要的意义。

二、制定药品质量标准的原则

药品质量标准的制定，是药品科研、生产、经营及临床应用等的总和成果。一个完整、合理、具有科学性的药品质量标准的制定，需要各个方面、各个环节的精心配合、通力合作，既要切合我国实际情况，又要借鉴国外有益的先进成果。制定药品质量标准必须坚持质量第一，充分体现"安全有效、技术先进、经济合理、不断完善"的总原则，制定出既符合我国国情，又具有较高水平的药品质量标准。具体地说，制定药品质量标准应遵循安全有效、先进性、针对性和规范性四项原则。

（一）安全有效

保证用药的安全有效，是制定药品质量标准的最基本原则。药物的毒副反应，一方面是由药物本身造成的，另一方面可能是由引入的杂质造成的。因此，对毒性较大的杂质应严格控制。药物的晶型及异构体可能对药品生物利用度及临床疗效影响较大，尤其对难溶性药物，其晶型如果有可能影响药品的有效性、安全性及稳定性时，则必须进行晶型的研究。

（二）先进性

制定药品质量标准时，应在我国国情允许的情况下尽可能采用较先进的方法与技术，如果研制的新药国外已经有质量标准，那么国内的应尽可能达到或超过国外的质量标准。同时，药品质量标准也将随着科学技术不断地发展而相应地提高，原有的质量标准不足以控制药品质量时，应进行修订。

（三）针对性

根据生产和使用情况，有针对性地规定检查项目和确定合理的限度，并考虑使用要求。一般而言，对内服药品要求严格，注射用药和麻醉用药更严格，而对外用药品要求可以适当放宽。

（四）规范化

按照国家药品监督管理局制定的基本原则、基本要求和一般格式规范地进行。

三、药品质量标准的内容

（一）名称

药品名称包括中文名、汉语拼音、英文名。列入国家药品标准的药品名称为药品通用名，已经用作通用名的不得作为药品商标使用。

中文名：按照《中国药品通用名称》（*China Approved Drug Names*，CADN）收载的名称及其命名原则命名。

英文名（或拉丁名）：尽量采用世界卫生组织（World Health Organization，WHO）编订的国际非专利药名（International Nonproprietary Names for pharmaceutical Substances，INN）；INN没有的，可采用其他合适的英文名称。

化学名：根据中国化学会编撰的《有机化学命名原则》命名，参考国际纯粹与应用化学联合会（International Union of Pure and Applied Chemistry，IUPAC）公布的《有机化学命名法》（*Nomenclature of Organic Chemistry*）命名。

我国对新药命名有若干规定。

（1）原则上按照INN命名原则确定英文名或拉丁文名，再译成中文名。

（2）对属于某一相同药效的药物命名，应采用该类药物的词干，如组胺类药物的词干为"-astine"译为"-斯丁"。在制定某类新药的第一个药名时，应考虑该药物名称的系列化而制定一个新的词干。

（3）仿制药物的中文名称，可根据药物的具体情况采用音译、意译或音意合译，但对商品名和专利名不能译。

（4）对化学结构不清楚或天然来源的药品，以该药来源或化学分类来考虑，如大黄素、黄芩苷等。

（5）复方制剂的命名，由于含两种以上药物，可采用简缩的方法或按处方中的主药来命名。

（6）避免采用有关解剖学、生理学、病理学、药理作用或治疗学给患者以暗示的药名，如风湿灵、抗癌灵等。

（7）制剂名称的命名，应与原料名称一致。

（8）药物在使用上有不同要求时，名称也应作不同的规定。如乙醚和麻醉乙醚、蒸馏水和注射用水。有的药品化学成分相同，但性状不同，名称也各异，如黄氧化汞和红氧化汞、氧化镁和轻质氧化镁等。

（二）性状

性状是对药物的外观色泽、臭、味、溶解度以及物理常数等的规定，反映了药物特有的物理性质。

1. 外观

指药物的聚集状态、晶形、色泽以及臭、味等性质。例如，《中国药典》（2015年版）对二巯丁二钠的描述为"本品为白色至微黄色粉末；有类似蒜的特臭"。

此项目没有严格的检测方法和判断标准，仅用文字作一般性的描述，但如果药品的晶型、细度等对质量有较大影响须作严格控制时，应在检查项下另作具体规定。有引湿、风化、遇光变质等与储藏条件有关的性质，也应记述。剧毒药不作"味"的描述。

2. 晶型

不同的晶型可能会有不同的生物利用度、稳定性和溶出速率等。区别晶型的最好方法是测定其X射线衍射图谱，以确定药物的晶型归属。同时X射线衍射图谱作为基础档案资料之一，便于当该药物由于合成、提取步骤，以及制剂过程中的变动而发生药效或生物利用度问题时进行追踪研究。如果熔点（melting point）或红外吸收光谱图可以反映出晶型的区别，则可在质量标准中选用较简易的方法进行控制。

3. 溶解度

溶解度是药物的一种物理性质，在一定程度上反映了药品的纯度。《中国药典》（2015年版）采用"极易溶解""易溶""溶解""略溶""微溶""极微溶解""几乎不溶或不溶"来描述药品在不同溶剂中的溶解性能。如磺胺嘧啶在乙醇或丙酮中微溶，在水中几乎不溶；在氢氧化钠试液或氨试液中易溶，在稀盐酸中溶解。

4. 物理常数

物理常数是表示药物的物理性质的特征常数，在一定条件下是固定不变的。测定药物物理常数，既可以判断其真伪，又可以检验其纯度，有些物理常数还可用于药物含量测定。如维生素C的比旋度：取本品，精密称定，加水溶解并定量稀释制成每1 mL中约含0.10 g的溶液，依法测定（通则0621），比旋度为+20.5°～+21.5°。

（三）鉴别

鉴别是根据药物的分子结构、理化性质，采用物理、化学或生物学方法判断药物的真伪。只有药物在鉴别无误的前提下，药物的杂质检查、含量测定等分析才有意义。鉴别试验分为一般鉴别试验与专属鉴别试验。一般鉴别试验以一类药物具有的共同化学结构为依据，根据其相同的物理、化学性质进行药物真伪鉴别，区别不同"类"的药物。专属鉴别试验利用各种药物的化学结构差异，区别同类药物或具有相同化学结构部分的各"种"药物。

在鉴别方法的选择上，要求专属性强、耐用性好、灵敏度高、操作简便快速等。尽可能采用药典已收载的方法。在制定标准时应采用化学法和仪器法相结合，一般选用2～4种不同类型的方法进行鉴别试验。化学鉴别常用方法有化学法、光谱法、色谱法和生物学法。中药材及其提取物和制剂常用的鉴别方法还有显微鉴别法和指纹图谱鉴别法。

（四）检查

检查包括有效性、均一性、安全性和纯度要求四个方面。

药品内在的有效性大多数情况下均是以动物试验为基础，并最终以临床疗效来评价。药品有效性大都通过剂型来实现，所以制剂有效性检查尤为重要。制剂有效性可通过《中国药典》（2015年版）第四部中收载的崩解时限、溶出度、含量均匀度、片剂脆碎度等检查项目进行控制。

药品质量控制的有效性则是指研究建立的药品标准所使用的分析检测方法必须有效地满足药品质量检定的专属灵敏、准确可靠的要求，所设置的项目和指标限度必须达到对药品的特定临床使用目标的有效控制。

原料药的均一性主要体现为纯杂组成不变、程度可控、质量恒定。制剂的均一性体现为各单位制剂之间的均匀程度，如重量差异、含量均匀度等。

药品中存在的某些微量杂质可能对生物体产生特殊的生理作用，影响用药的安全性。体现药品安全性的主要指标包括异常毒性、热原、细菌内毒素等。这些指标大都采用生物检定法检查，对于注射剂质量控制尤为重要。

药品的纯度检查系指对药品中所含杂质进行检查和控制，任何影响药品纯度的物质均称为杂质。纯度要求即对杂质检查项目及量的要求，以保证药品质量，保障临床用药安全有效。

（五）含量测定及其限度

药物含量是评价药物质量的重要指标。药物含量测定是运用化学、物理学或生物学及微生物学的方法，针对有效成分含量的测定，是评价药品质量的主要手段，也是药品质量标准的重要内容。药物含量测定可以分为两大类，一类是基于化学或物理学原理的"含量测定"，结果一般用百分率（%）来表示；另一类是基于生物学原理的"效价测定"，结果一般用效价来表示。

1. 含量测定方法选择

含量测定应选择专属性强、准确、灵敏和简便的方法。通常有容量分析法、重量法、光谱法、色谱法、其他测定法等。

原料药纯度高，含量限度规定严，应侧重于测定方法的准确性，首选容量分析法，一般不提倡用紫外-可见分光光度法。制剂含量测定应考虑辅料对有效成分、有效成分相互间的干扰，首选专属性强的分析方法，如色谱法。在无干扰情况下，也可采用分光光度法。酶类药物首选酶分析法，抗生素类药物首选高效液相色谱法和微生物法，放射性药物首选放射性测定法。

2. 含量限度的确定

在制定含量限度时，应考虑生产水平、剂型、主药含量、分析方法等因素。

（1）根据实际生产水平：从动、植物中提取的药物，其纯度由提取分离的实际水平而定。如硫酸长春新碱，含量限度最初为92.0%，但随着生产水平的提高，《中国药典》（1990年版）改为95.0%~105.0%。如盐酸罂粟碱提取方法成熟稳定，含量为不得少于99.0%。

（2）根据剂型不同：原料药的含量（或效价）均按所含有效物质的重量百分数表示（%），含量限度范围大多数均规定为不得少于98.5%。制剂的含量限度按标示量的百分数表示，大多均规定为标示量的95.0%~105.0%。如维生素B_1原料含量限度为不得少于99.0%，片剂、注射剂含量限度分别为90.0%~110.0%和93.0%~107.0%。

（3）根据主药含量：主药含量高的，一般为标示量的95.0%~105.0%；主药含量居中的片剂（1~30 mg/片），一般为标示量的93.0%~107.0%；主药含量低的片剂（5~750 μg/片），一般为标示量的90.0%~110.0%。

（4）根据不同的分析方法：容量分析法下限一般为98.5%或99.0%，上限一般不列出，根据药典凡例规定不得超过101.0%。取样量应满足滴定精度要求（消耗滴定液约20 mL）；滴定终点判断要明确，指示剂变色敏锐；需做空白试验校正。

比色法通常为97.0%~103.0%。紫外-可见分光光度法中，采用吸收系数法，通常为97.0%~103.0%，百分吸收系数（$E^{1\%}_{1cm}$）值小于100的一般不宜采用。色谱法中，采用内标法或外标法定量，含量限度一般定为98.0%~102.0%。

（六）类别

按药品的主要作用与主要用途或学科的归属划分，不排除在临床实践基础上做其他类别药物使用。如抗结核药、祛痰药等。

（七）储藏

储藏项下的规定，系为避免污染和降解而对药品储存与保管的基本要求。

药品储藏要求及有效期限设置主要通过其质量和稳定性试验研究确定。

稳定性试验分为影响因素试验、加速试验与长期试验。以原料药稳定性试验为例说明。

1．影响因素试验（一批样）

（1）强光照射试验：将样品置光照度为4500lx±500lx灯下放置10天，分别于5天、10天取样，按考察项目进行分析。

（2）高温试验：取供试品，准确称重，置60 ℃温度下放置10天，分别于5天、10天取样，称重（考察原料药风化失重），按考察项目进行分析。若供试品有明显变化（如含量低于规定限度），则在40 ℃条件下同样进行试验。若60 ℃无明显变化，不再进行40 ℃试验。

（3）高湿度试验：取供试品，准确称重，置温度为25 ℃、相对湿度90 %±5 %的密闭容器内放置10天，分别于5天、10天取样，称重（考察原料药吸潮性能），按考察项目进行分析。若吸湿增重5 %以上，则在相对湿度75 %±5 %条件下，同法试验，若吸湿增重5 %以下，其他考察项目符合要求，不再进行此项试验。

2．加速试验（三批样）

在上市药品包装条件下，于温度40 ℃±2 ℃、相对湿度75 %±5 %条件下放置6个月，分别于1个月、2个月、3个月、6个月末取样测定，按考察项目进行分析。

3．长期试验（三批样）

按市售包装，在温度25 ℃±2 ℃，相对湿度60 %±10 %的条件下放置12个月，或在温度30 ℃±2 ℃、相对湿度65 %±5 %的条件下放置12个月，于0个月、3个月、6个月、9个月、12个月、18个月、24个月、36个月取样测定，结果与0个月相比，以确定药物有效期。

4．原料药及常用制剂稳定性考察项目

原料药：性状、熔点、有关物质、含量、吸湿性；片剂：性状、溶出度、有关物质、含量、崩解时限或溶出度或释放度；胶囊：性状、溶出度、有关物质、含量；注射剂：性状、pH、可见异物、无菌、有关物质、含量。

四、分析方法验证

药品质量标准分析方法的验证是通过实验室研究，确立该方法的性能特征符合预定分析申报要求，以证明该分析方法的适用性，目的是证明采用的方法适合于相应检测要求。在建立药品质量标准时，分析方法需经验证；在药品生产工艺变更、制剂的组分变更、原分析方法进行修订时，质设标准分析方法也需进行验证。验证理由、过程和结果均应记载在药品质量标准起草说明或修订说明中。

在分析方法验证中，须采用标准物质进行试验。由于分析方法具有各自的特点，并随分析对象而变化，因此需要视具体方法拟定验证的指标。药品质量标准中需验证的检验项目与验证指标见表5-5。

表5-5　检验项目与验证指标

内容项目		鉴别定量	杂质鉴定		含量测定及溶出量测定	校正因子
			限度			
准确度		–	+	–	+	+
精密度	重复性	–	+	–	+	+
	中间精密度	–	+	–	+	+
专属性		+	+	+	+	+
检测限		–	–	+	–	–
定量限		–	+	–	–	+
线性		–	+	–	+	+
范围		–	+	–	+	+
耐用性		+	+	+	+	+

（1）已有重现性验证，不需验证中间精密度。

（2）如一种方法不够专属，可用其他分析方法予以补充。

（3）视具体情况予以验证。

（一）准确度

准确度系指用该方法测定的结果与真实值或参考值接近的程度，一般以回收率（%）表示。准确度应在规定的范围内测定。用紫外-可见分光光度法和高效液相色谱法时，一般回收率可达到98 %～102 %。容量分析法的回收率一般可达到99.7 %～100.3 %。回收率的相对标准偏差（RSD）一般应在2 %以内。

1. 化学药含量测定方法的准确度

原料药采用对照品进行测定，或用本法所测的结果与已知准确度的另一个方法测得的结果进行比较。制剂可在处方量空白辅料中，加入已知量被测物对照品进行测得。如不能得到制剂辅料的全部组分，可向待测制剂中加入已知量的被测物对照品进行测得，或用所建立方法的测得结果与已知准确度的另一种方法测得结果进行比较。

2. 化学药杂质定量测定的准确度

可向原料药或制剂处方量空白辅料中加入已知量杂质进行测定。如不能得到杂质或降解产物对照品，可用所建立方法测定的结果与另一成熟的方法进行比较，如药典标准方法或经过验证的方法。在不能测得杂质或降解产物的校正因子或不能测得对主成分的相对校正因子的情况下，可用不加校正因子的主成分自身对照法计算杂质含量。应明确表明单个杂质和杂质总量相当于主成分的重量比（%）或面积比（%）。

3. 中药化学成分测定方法的准确度

可用对照品进行加样回收率测定，即向已知被测成分含量的供试品中再精密加入一定量的被测成分对照品，依法测定。用实测值与供试品中含有量之差，除以加入对照品量计算回收率。在加样回收试验中需注意对照品的加入量与供试品中被测成分含有量之和必须在标准曲线线性范围之内；加入对照品的量要适当，过小则引起较大的相对误差，过大则干扰成分相对减少，真实性差。

回收率%$=（C-A）/B1 \times 100\%$

式中，A 为供试品所含被测成分量，B 为加入对照品量，C 为实测值。

4. 校正因子的准确度

对色谱方法而言，绝对（或定量）校正因子是指单位面积的色谱峰代表的待测物质的量。待测定物质与所选定的参照物质的绝对校正因子之比，即为相对校正因子。相对校正因子计算法常应用于化学药有关物质的测定、中药材及其复方制剂中多指标成分的测定。校正因子的表示方法很多，本文中的校正因子是指气相色谱法和高效液相色谱法中的相对重量校正因子。

相对校正因子是采用替代物（对照品）和被替代物（待测物）标准曲线斜率比值进行比较获得；采用紫外吸收检测器时可将替代物（对照品）和被替代物（待测物）在规定波长和溶剂条件下的吸收系数比值进行比较，计算获得。

5. 数据要求

在规定范围内，取同一浓度（相当于100%浓度水平）的供试品，用至少测定6份样品的结果进行评价；或设计3种不同浓度，每种浓度分别制备3份供试品溶液进行测定，用9份样品的测定结果进行评价。对于化学药，一般中间浓度加入量与所取供试品中待测成分量之比控制在1∶1左右，建议高、中、低浓度对照品加入量与所取供试品中待测定成分量之比分别控制在1.2∶1、1∶1、0.8∶1左右，应报告已知加入量的回收率（％），或测定结果平均值与真实值之差及其相对标准偏差或置信区间（置信度一般为95％）；对于中药，一般中间浓度加入量与所取供试品中待测定成分量之比控制在1∶1左右，建议高、中、低浓度对照品加入量与所取供试品中待测定量之比分别控制在1.5∶1、1∶1、0.5∶1左右，应报告供试品取样量、供试品中含有量、对照品加入量、测定结果和回收率（％）计算值，以及回收率（％）的相对标准偏差或置信区间。对于校正因子，应报告测定方法、测定结果和RSD。在基质复杂、组分含量低于0.01％及多成分等分析中，回收率限度可适当放宽。样品中待测定成分含量和回收率限度关系参考见表5-6。

表5-6　样品中待测定成分含量和回收率限度

待测定成分含量	回收率限度（％）
100％	98 ~ 101
10％	95 ~ 102
1％	92 ~ 105
0.1％	90 ~ 108
0.01％	85 ~ 110
10μg/g	80 ~ 115
1μg/g	75 ~ 120
10μg/kg	70 ~ 125

（二）精密度

精密度系指在规定的条件下，同一份均匀供试品，经多次取样测定所得结果之间的接近程度。精密度一般用偏差、标准偏差或相对标准偏差表示。

$$d = X_i - \bar{X}$$

$$SD = \sqrt{\frac{\sum (X_1 - \bar{X})}{n-1}}$$

$$RSD = \frac{SD}{\bar{X}} \times 100\%$$

在相同条件下，由同一个分析人员测定所得结果的精密度称为重复性；在同一个实验室，不同时间由不同分析人员用不同设备测定结果之间的精密度，称为中间精密度；在不同实验室由不同分析人员测定结果之间的精密度，称为重现性。

含量测定和杂质的定量测定应考察方法的精密度。

1．重复性

在规定范围内，取同一浓度（相当于100％浓度水平）的供试品，用至少测定6份的结果进行评价；或设计3种不同浓度，每种浓度分别制备3份供试品溶液进行测定，用9份样品的测定结果进行评价。采用9份测定结果进行评价时，对于化学药，一般中间浓度加入量与所取供试品中待测定成分量之比控制在1∶1左右，建议高、中、低浓度对照品加入量与所取供试品中待测定成分量之比分别控制在1.2∶1、1∶1、0.8∶1左右；对于中药，一般中间浓度加入量与所取供试品中待测定成分量之比控制在1∶1左右，建议高、中、低浓度对照品加入量与所取供试品中待测定成分量之比分别控制在1.5∶1、1∶1、0.5∶1左右。

2．中间精密度

考察随机变动因素如不同日期、不同分析人员、不同仪器对精密度的影响，应设计方案进行中间精密度试验。

3．重现性

国家药品质量标准采用的分析方法，应进行重现性试验，如通过不同实验室检验获得重现性结果。协同检验的目的、过程和重现性结果均应记载在起草说明中。应注意重现性试验用样品质量的一致性及储存运输中的环境对该一致性的影响，以免影响重现性结果。

4．数据要求

均应报告偏差、标准偏差、相对标准偏差或置信区间。在基质复杂、含量低于0.01％及多成分等分析中，精密度接受范围可适当放宽。样品中待测定成分含量和精密度可接受范围参考见表5-7。

表5-7　样品中待测定成分含量和精密度RSD可接受范围

待测定成分含量	重复性	重现性
100％	1	2
10％	1.5	3
1％	2	4
0.1％	3	6
0.01％	4	8
10μg/g	6	11
1μg/g	8	16
10μg/kg	15	32

（三）专属性

专属性系指在其他成分（如杂质、降解产物、辅料等）存在下，采用的分析方法能正确测定被测物的能力。鉴别反应、杂质检查和含量测定方法，均应考察其专属性。如方法专属性不强，应采用多种不同原理的方法予以补充。

1. 鉴别反应

应能区分可能共存的物质或结构相似化合物。不含被测成分的供试品，以及结构相似或组分中的有关化合物，应均呈阴性反应。

2. 含量测定和杂质测定

采用色谱法和其他分离方法，应附代表性图谱，以说明方法的专属性，并应标明各成分在图中的位置，色谱法中的分离度应符合要求。

在杂质对照品可获得的情况下，对于含量测定，试样中可加入杂质或辅料，考察测定结果是否受干扰，并可与未加杂质或辅料的试样比较测定结果；对于杂质检查，也可向试样中加入一定量的杂质，考察各成分包括杂质之间能否实现分离。

在杂质或降解产物不能获得的情况下，可将含有杂质或降解产物的试样进行测定，与另一个经验证了的方法或药典方法比较结果；也可用强光照射、高温、高湿、酸（碱）水解或氧化等方法进行加速破坏，以研究可能存在的降解产物和降解途径对含量测定和杂质测定的影响。含量测定方法应对比两种方法的结果，杂质检查应对比检出的杂质个数，必要时可采用光电二极管阵列检测和质谱检测，进行纯度检查。

（四）检测限

检测限（LOD）系指试样中被测物能被检测出的最低量。药品的鉴别试验和杂质检查方法，均应通过测试确定方法的检测限。检测限仅作为限度试验指标和定性鉴别的依据，没有定量意义。常用的方法如下：

1. 直观法

用已知浓度的被测物，试验出能被可靠地检测出的最低浓度或量。

2. 信噪比法

用于能显示基线噪声的分析方法，即把已知低浓度试样测出的信号与空白样品测出的信号进行比较，计算出被测物质的最低浓度或量。一般以信噪比为3：1或2：1时相应浓度或注入仪器的量确定检测限。

3. 基于响应值标准偏差和标准曲线斜率法

按照LOD=3.3δ/S公式计算。式中LOD为检测限，δ为响应值的偏差，S为标准曲线的斜率。δ可以通过下列方法测得：①测定空白值的标准偏差；②标准曲线的剩余标准偏差或截距的标准偏差来代替。

4. 数据要求

上述计算方法获得的检测限数据须用含量相近的样品进行验证。应附测定图谱，说明试验过程和检测限结果。

（五）定量限

定量限（LOQ）系指试样中被测物能被定量测定的最低量，其测定结果应符合准确度和精密度要求。对微量或痕量药物分析、定量测定药物杂质和降解产物时，应确定方法的定量限。常用的方法如下：

1. 直观法

用已知浓度的被测物，试验出能被可靠地定量测定的最低浓度或量。

2. 信噪比法

用于能显示基线噪声的分析方法，即把已知低浓度试样测出的信号与空白样品测出的信号进行比较，计算出被测物质的最低浓度或量。一般以信噪比为10∶1时相应浓度或注入仪器的量确定定量限。

3. 基于响应值标准偏差和标准曲线斜率法

按照LOQ=10δ/S公式计算。式中LOQ为定量限，δ为响应值的偏差，S为标准曲线的斜率。δ可以通过下列方法测得：①测定空白值的标准偏差；②标准曲线的剩余标准偏差或截距的标准偏差来代替。

4. 数据要求

上述计算方法获得的定量限数据须用含量相近的样品进行验证。应附测定图谱，说明测试过程和定量限结果，包括准确度和精密度验证数据。

（六）线性

线性系指在设计的范围内，测定响应值与试样中被测物浓度呈比例关系的程度。

应在规定的范围内测定线性关系。可用同一对照品储备液经精密稀释，或分别精密称取对照品，制备一系列对照品溶液的方法进行测定，至少制备5份不同浓度的对照品溶液。以测得的响应信号对被测物的浓度作图，观察是否呈线性，再用最小二乘法进行线性回归。必要时，响应信号可经数学转换，再进行线性回归计算。或者可采用描述浓度-响应关系的非线性模型。

（七）范围

范围系指分析方法能达到一定精密度、准确度和线性要求时的高低限浓度或量的区间。

范围应根据分析方法的具体应用及其线性、准确度、精密度结果和要求确定。原料药和制剂含量测定，范围一般为测定浓度的80 % ~ 120 %；制剂含量均匀度检查，范围一般为测定浓度的70 % ~ 130 %；特殊剂型，如气雾剂和喷雾剂，范围可适当放宽；溶出度或释放度中的溶出量测定，范围一般为限度的±30 %，如规定了限度范围，则应为下限的-20 %至上限的+20 %；杂质测定，范围应根据初步实际测定数据，拟定为规定限度的±20 %。如果含量测定与杂质检查同时进行，用峰面积归一化法进行计算，则线性范围应为杂质规定限度的-20 %至含量限度（或上限）的+20 %。

在中药分析中，范围应根据分析方法的具体应用和线性、准确度、精密度结果及要求确定。对有毒的、具有特殊功效或药理作用的成分，其验证范围应大于被限定含量的区间。校正因子测定时，范围一般应根据其应用对象的测定范围确定。

（八）耐用性

耐用性系指在测定条件有小幅变动时，测定结果不受影响的承受程度，为所建立的方法用于日常检验提供依据。开始研究分析方法时，就应考虑其耐用性。如果测定条件要求苛刻，则应在方法中写明，并注明可以接受变动的范围，可以先采用均匀设计确定主要影响因素，再通过单因素分析等确定变动范围。典型的变动因素有：被测溶液的稳定性、样品的提取次数、时间等。高效液相色谱法中典型的变动因素有：流动相的组成和pH、不同品牌或不同批号的同类型色谱柱、柱温、流速等。气相色谱法变动因素有不同品牌或批号的色谱柱、固定相、不同类型的担体、载气流速、柱温、进样口和检测器温度等。

经试验，测定条件小幅变动应能满足系统适用性试验要求，以确保方法的可靠性。

第四节　检验标准操作规范与操作规程

一、中国药品检验标准操作规范

《中国药品检验标准操作规范》是执行药典标准的主要依据和补充，基本包括了药品检验的所有方法和标准，内容丰富，描述明确详细，实用性、可操作性强，是一部可以其正确指导药品检验人员进行药品检验工作的工具书，同时也适合药品检验人员的培训和药品研究、生产和药品经营部门、医院制剂室的质检人员使用。

《中国药品检验标准操作规范》（2010年版）属于三品一械检验丛书，该书由中国药品生物制品检定所组织编写。

该书使得我国药品检验工作有规可循，同时将对培养药检人才、指导相关专业实验技术工作和学科发展，确保药品检验工作的科学、准确发挥重要作用，最终达到保证药品质量和人民用药安全有效的目的。

二、药品检验仪器操作规程

《药品检验仪器操作规程》（2010年版）是《中国药典》（2010年版）配套用书，由中国药品生物制品检定所（现为中国食品药品检定研究院）组织编写。其收载内容主要是各种仪器，如紫外–可见分光光度计、高效液相色谱仪、溶出度检测仪等的操作规程。该书对于药品质量检验的标准化和规范化发挥着巨大作用。

参考文献

[1]　刘克辛.临床药物代谢动力学（第2版）[M].北京：人民卫生出版社，2014.

[2]　刘晓东，柳晓泉.药物代谢动力学教程[M].南京：江苏科学技术出版社，2015.

[3]　樊代明.临床常见疾病合理用药指南（第1册）[M].北京：人民卫生出版社，2013.

[4]　蒋学华.临床药学导论（第2版）[M].北京：人民卫生出版社，2014.

[5]　蔡卫民.临床药学理论与实践[M].北京：人民卫生出版社，2012.

[6]　王顺年.临床合理用药指南[M].北京：人民军医出版社，2015.

[7]　阚全程.临床药学高级教程（精装珍藏本）[M].北京：人民军医出版社，2015.

[8]　王建，王诗源.中药学（供中医学中西医临床医学专业使用）[M].北京：中国医药科技出版社，2015.

[9]　郑虎占，王秋华.中药合理应用二十讲[M].北京：中国中医药出版社，2014.

[10]　谢新才，孙悦.中药临床[M].北京：中国中医药出版社，2017.

[11]　李靖.简明中药使用手册[M].长春：吉林科学技术出版社，2016.

[12]　周幸来，夏大顺.常用中药临证禁忌[M].北京：金盾出版社，2016.

[13]　陈长勋.中药药理学（第2版）[M].上海：上海科学技术出版社，2015.

[14]　顾江萍.中药药理学[M].上海：华东理工大学出版社，2015.

[15]　邱保国，李长禄.简明中药临床实用手册[M].郑州：中原农民出版社，2012.

[16]　谢英彪，李春源.补益中药与临床验方[M].北京：人民军医出版社，2010.

[17]　李殊响.全科医师合理用药指南[M].北京：人民军医出版社，2015.

[18]　魏平.临床药学新进展[M].西安：西安交通大学出版社，2014.

[19]　聂晶，刘红宁.临床中药学[M].上海：上海科学技术出版社，2015.

[20]　周祯祥，唐德才.临床中药学[M].北京：中国中医药出版社，2016.

[21] 朱胤龙. 实用临床中药学[M]. 西安：陕西科学技术出版社，2013.

[22] 王兴娟. 中医药学及中西医结合临床[M]. 上海：复旦大学出版社，2008.

[23] 吴春福. 药学概论[M]. 北京：中国医药科技出版社，2015.

[24] 张嘉扬. 药学服务学[M]. 南京：东南大学出版社，2017.

[25] 黄欣碧. 药学导论[M]. 南宁：广西人民出版社，2014.

[26] 杨俊玲，崔成红. 药学概论[M]. 济南：山东人民出版社，2014.